알콩달콩

콩팥이야기
THE KIDNEY STORY

대표 집필자 | 이태원 경희의대 명예교수, 이수내과의원 대표원장

공동 집필자 | 강선우 인제대학교 백병원 신장내과 교수

　　　　　　 김기표 인하대학교병원 신장내과 교수

　　　　　　 김다래 햇살병원 인공신장실장

　　　　　　 김세연 시티병원 인공신장실장

　　　　　　 김슬기 한가족요양병원 인공신장실장

　　　　　　 김양균 강동경희대병원 신장내과 교수

　　　　　　 김영훈 인제대학교 백병원 신장내과 교수

　　　　　　 김은영 한양병원 인공신장실장

　　　　　　 김진숙 경희의료원 신장내과

　　　　　　 김희진 하나로내과의원 원장

　　　　　　 라　리 경희의료원 신장내과

　　　　　　 문주영 강동경희대병원 신장내과 교수

　　　　　　 박미나 메트로내과의원 원장

　　　　　　 박은지 큰길내과의원 원장

　　　　　　 박지영 박지영내과의원 원장

　　　　　　 박지윤 늘푸른내과의원 원장

　　　　　　 송민수 베스터요양병원 과장

　　　　　　 송세빈 강동 맑은내과의원 원장

　　　　　　 안재형 열린의료재단 분당열린의원 원장

　　　　　　 위정국 신우내과의원 원장

　　　　　　 이동영 중앙보훈병원 신장내과

　　　　　　 이상호 강동경희대병원 신장내과 교수

　　　　　　 이신영 은천요양병원 인공신장실장

　　　　　　 이홍주 호수내과의원 원장

　　　　　　 임천규 경희의대 명예교수, 경희임내과의원 원장

　　　　　　 장상필 풍성내과의원 원장

　　　　　　 정경환 경희의료원 신장내과 교수

　　　　　　 정다운 왕내과의원 인공신장실장

　　　　　　 홍성표 홍성표내과의원 원장

　　　　　　 황현석 경희의료원 신장내과 교수

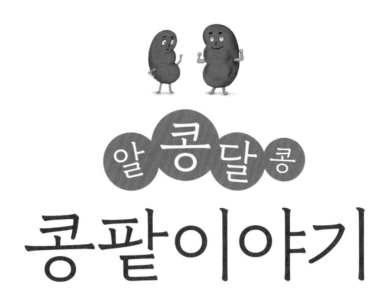

알콩달콩
콩팥이야기
THE KIDNEY STORY

대표 집필자 이태원

경희의대 명예교수
이수내과 인공신장센터장

청아출판사

이 책은 콩팥과 콩팥병에 대한 의학적 지식이 많지 않은 일반인 및 콩팥병을 앓고 있는 환자와 가족이 갖고 있는 궁금증을 속 시원히 풀어 주는 데 그 목적이 있다. 가족이나 본인, 지인이 콩팥병에 걸리면 걱정되고 어떻게 해야 할지 궁금하고 힘들기 마련이다. 주변에 콩팥병에 대한 정보는 차고 넘치지만, 그 정보가 믿을 만한 것인지도 알 수 없다. 더구나 어떤 정보는 어려워서 열심히 읽어 봐도 이해하기 어려운 것이 사실이다.

이 책은 이러한 상황을 감안해 의학적으로 입증된 사실만을 바탕으로 쉽게 풀어낸 '콩팥과 콩팥병에 대한 궁금증 해결서'라고 할 수 있다. 마치 진료실에서 의사가 환자에게 들려주듯이 이야기하기 때문에 책의 이름을 '알콩달콩 콩팥이야기'로 정했다.

《알콩달콩 콩팥이야기》의 모든 내용은 진료 현장에서 환자가 의사에게 주로 묻는 생생한 질문을 바탕으로 한다. 예를 들면 "아들이 명절에 선물한 루테인을 먹어도 될까요?"라는 투석 환자의 질문에 대해, 종합 비타민과 콩팥병 환자용 비타민의 차이점을 구체적으로 설명하면서 콩팥병 환자가 먹을 수 있는 비타민이 어떤 것인지 알려 주는 방식이다.

이 책은 진료 및 교육 현장에서의 생생한 경험을 바탕으로 칼럼을 쓰면 어떻겠냐는 지인의 제안으로 시작됐다. 콩팥병 환자에게 봉사할 수 있겠다는 마

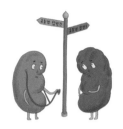

음에 한 편 한 편 쓰기 시작한 것이 어느덧 60여 편이나 됐고, '코메디닷컴'이라는 건강·의료 포털사이트에 연재하면서 주위 반응도 뜨거웠다. 그래서 그 칼럼들을 모아 한 권의 책으로 정리하기에 이르렀다.

대학과 병원에서 생사고락(?)을 같이했던 동료, 선후배 교수, 우리 교실을 거쳐 곳곳의 진료 현장에서 열심히 뛰고 계신 신장내과 전문의, 투석 전문의 수준의 개원 원장님들에게도 참여를 부탁했다. 보다 여러 사람의 경험과 식견을 공유하고자 함이었다. 대부분 흔쾌히 귀한 원고를 내어 주셨고, 이로써 서른 분이 공동 집필진으로 참여했다.

필자는 의과대학 정년 퇴임 후 개원해 현재 자그마한 혈액투석실을 운영하고 있다. 전문 의학 서적이나 연구 논문은 물론이고, 무엇보다 동네 의사로서 환자들과 직접 접촉해 느끼고 공부한 것이 이 책을 내는 데 큰 도움이 됐다. 이분들께 감사의 인사를 전한다.

2020년 12월
경희대학교 의과대학 명예교수
이수내과 인공신장센터장
대표 집필자 이태원

차례

제1장

콩팥의 정체

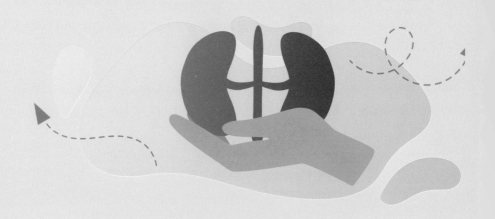

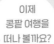

저희가
바로
콩팥이에요!

이제
콩팥 여행을
떠나 볼까요?

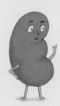
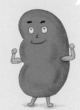

콩팥의 구조와 역할

콩팥은 왜 콩팥인가?

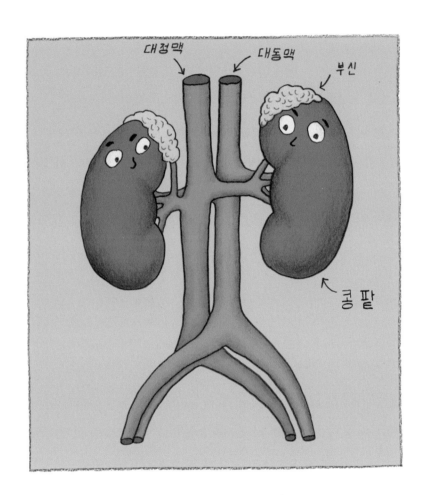

우리 몸의 등 쪽, 척추 양쪽에는 강낭콩 모양을 한 장기 한 쌍이 서로 마주 보고 있다. 바로 콩팥이다. 콩팥이 망가져서 제대로 기능하지 못하면 우리 몸에 여러 가지 이상 증상이 나타난다. 오줌독(요독증), 부종과 고혈압, 전해질 이상, 산혈증, 빈혈, 뼈가 약해지는 골 질환 등을 초래할 수 있다.

우리 몸의 등 쪽, 척추 양쪽에는 강낭콩 모양을 한 장기 한 쌍이 서로 마주 보고 있다. 색깔은 적갈색으로 팥 색깔과 비슷하다. 바로 콩팥이다.

'콩팥'이라는 명칭은 순우리말로, 장기의 모양과 색깔을 따른 이름이라는 말이 있으나 명확한 근거가 있지는 않다. 원래 우리나라 의료계에서는 콩팥보다는 '신장(腎臟)'이라는 한자 이름으로 불렸다. 이와 관련된 학문이나 진료과의 명칭도 아직은 신장학, 신장내과 등으로 불린다. 수년 전부터 대한신장학회에서 신장과 콩팥이라는 명칭을 같이 쓰자고 하면서 최근에는 콩팥은 물론, 만성 콩팥병이라는 병명도 익숙해졌다. 특히 콩팥이라는 명칭을 사용하면 신장과 발음이 비슷한 심장과 명확히 구분되는 이점도 있다.

콩팥의 크기는 자기 주먹만 하다. 콩팥 하나의 무게는 150g 정도로, 콩팥 2개의 무게라고 해 봐야 약 300g이니 몸무게가 60kg이라고 하면 몸무게의 1/200, 그러니까 약 0.5%에 불과하다. 이처럼 왜소한 장기이지만 심장이 박동할 때마다 심장에서 내뿜은 혈액의 20%가 콩팥으로 흘러 들어간다. 콩팥으로 들어가는 혈액의 양은 하루에 약 1,800l나 된다. 이렇게 많은 혈액이 콩팥으로 가는 이유는 혈액 속의 노폐물을 씻어 내기 위한 것이다. 쉽게 말해서 혈액이 목욕하러 가는 것이다.

콩팥이 무슨 일을 하는 장기인지 물으면 흔히들 오줌을 만드는 장기라고 한다. 그렇다. 콩팥은 우리 몸속 대사 과정에서 만들어진 노폐물을 걸러 소변을 통해 몸 밖으로 배설시킴으로써 혈액을 깨끗이 정화한다. 콩팥은 우리 몸의 혈액을 정화하는 내 몸의 정수기 또는 몸속 필터라고 할 수 있다.

또한 콩팥은 우리 몸의 수분 균형을 유지하여 부종이나 탈수가 일어나지 않도록 하고 체액 내 주요 전해질의 농도를 정상으로 유지하며, 산-염기 상태를 중성으로 지키는 정밀한 화학 공장 역할을 한다.

마지막으로 콩팥은 혈압 조절에 관여하는 여러 호르몬의 생산을 조정하여 혈압을 정상으로 유지하는 데 중요한 역할을 하며, '에리스로포이에틴'이라는 조혈 호르몬을 만들어서 빈혈을 예방하고, 비타민 D 활성화에 핵심적인 효소를 생산하여 뼈를 튼튼하게 한다. 여러 종류의 호르몬 생산 공장 역할을 하는 것이다.

요약하면 흔히 콩팥은 소변을 만드는 장기라고만 알고 있으나 다른 중요한 일도 많이 하는 작지만 놀랍고 신기한 장기라고 할 수 있다.

콩팥이 망가져서 제대로 기능하지 못하면 우리 몸에 여러 가지 이상 증상이 나타난다. 우선 정수기 기능을 제대로 못 하므로 노폐물이 몸 밖으로 배설되지 못하고 몸속에 쌓여서 소위 '오줌독(요독증)'에 걸린다. 또한 체내 수분 조절에 실패하여 부종과 고혈압이 오고, 주요 전해질 이상이 발생하며, 산-염기 조절 장애로 산혈증을 초래할 수 있다. 아울러 혈압 조절 호르몬 장애로 고혈압이 오고, 조혈 호르몬 생산 장애로 빈혈이 생기며, 비타민 D 대사 장애로 뼈가 약해지는 골 질환을 초래할 수 있다.

소변 생산 공장, 콩팥

콩팥에서는 200만 일꾼이 1분에 1ml의 소변을 만든다

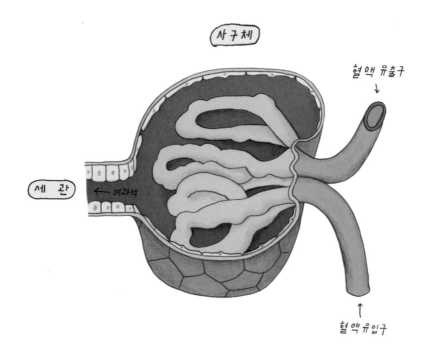

사구체 하나에서 혈액을 여과해 만들어지는 여과액은 분당
60㎖이다. 사구체여과액은 세관으로 가서 99%가 재흡수되어
몸 안으로 되돌아가고 나머지 1% 정도만 소변으로 배출된다.

소변은 혈액을 재료로 하여 만들어진다. 혈액으로부터 소변이 만들어지는 과정을 간략하게 정리하면 다음과 같다. 제1공정은 콩팥의 '사구체'라고 하는 특수한 구조물에서 혈액이 여과되면서 사구체여과액이 만들어지는 것이다. 제2공정은 사구체여과액이 세관을 거치면서 여과액 중 대부분의 수분이 재흡수되어 몸 안으로 되돌아가고 남은 수분으로 최종 소변이 만들어진다.

사구체는 모세혈관 뭉치라고 할 수 있다. 콩팥이 혈액에서 노폐물을 걸러내는 정수기 역할을 한다면, 정수기 필터 역할을 하는 곳이 바로 사구체이다. 그림에 나타나 있듯이 혈액이 들어가는 유입구와 빠져나오는 유출구가 있는데, 유입구로 혈액이 들어가면 사구체에서 여과액이 만들어지면서 노폐물이 함유된 여과액은 세관으로 빠져나가고 깨끗해진 혈액은 유출구로 빠져나간다.

콩팥 하나당 사구체는 100만 개, 그러니까 양쪽 콩팥에는 총 200만 개의 사구체가 있다. 사구체 하나에서 혈액을 여과해 만들어지는 여과액은 분당 60nl이다. 이를 다 합쳐 모으면 분당 총 120ml의 사구체여과액이 만들어진다.

이렇게 만들어진 사구체여과액은 세관으로 가서 99%가 재흡수되어 몸 안으로 되돌아가고 나머지 1% 정도만 소변으로 배출된다.

결국 분당 120ml의 사구체여과액으로부터 1ml 정도의 소변이 만들어지는 것이다. 콩팥에서는 200만 일꾼이 분당 1ml의 소변을 만든다는 말은 바로 이런 의미이다. 소변이 만들어지는 양은 1분에 1ml 정도, 그러니까 하루(1,440분)에 1,440ml, 약 1.5리터의 소변이 만들어진다고 보면 된다.

콩팥 기능을 나타내는 지표, 사구체여과율

사구체여과율 산정 방법

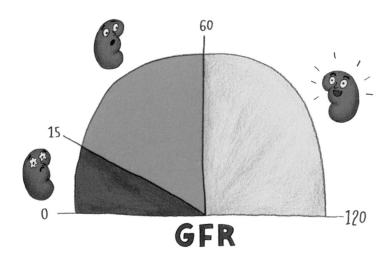

(단위는 mL /분/ 1.73 m²)

사구체여과율은 사구체에서 혈액을 여과해 여과액을 만드는 속도를 수치로 나타낸 것이다. 주로 사용되는 추정 사구체여과율 산정 공식은 두 가지가 있다. C-G 공식과 MDRD 공식이다.

사구체여과율(Glomerular Filtration Rate, 이하 GFR)은 사구체에서 혈액을 여과해 여과액을 만드는 속도를 수치로 나타낸 것이다. 정상적으로 사구체 하나당 1분에 $60nl$의 여과액을 만든다. 콩팥에는 200만 개의 사구체가 있으므로 이를 곱하면 분당 $120ml$의 여과액이 만들어지는 셈이다.

　사구체여과율은 사구체에서 직접 측정할 수가 없고, 간접적으로 측정하거나 계산하는 방법 두 가지를 이용해 산정한다. 간접 측정법에는 방사성 동위원소를 이용하는 방법과 청소율을 이용하는 방법이 있다. 동위원소를 이용해 측정하는 방법은 어렵고 복잡하여 연구 목적 외에는 거의 사용하지 않고, 청소율 개념을 활용한 사구체여과율 측정법도 최근에는 임상에서 거의 사용하지 않는다.

　현재 진료 현장에서 주로 사용하는 사구체여과율 산정법은 추정 사구체여과율(estimated GFR, 이하 eGFR)이다. 흔히 건강검진 후 받아 보는 결과표에는 혈청 크레아티닌 수치가 나오고 그 아래에 사구체여과율이라는 것이 적혀 있는데, 이때의 사구체여과율이 바로 eGFR이다. eGFR은 혈청 크레아티닌 수치를 기반으로 나이, 성별, 체중 등의 인자를 고려하여 만든 공식을 이용해 산정한다. 이 공식에는 혈청 크레아티닌 수치가 사구체여과율에 거의 반비례하며, 사구체여과율은 나이가 들수록 감소하고, 여성이 남성보다 낮으며, 체중이 늘면 증가한다는 기초적 사실이 반영되어 있다.

　주로 사용되는 eGFR 산정 공식은 두 가지가 있다. Cockcroft-Gault Equation

(이하 C-G 공식)과 MDRD Equation(이하 MDRD 공식)이다. 우선 C-G 공식을 이용하면 누구든지 자신의 혈청 크레아티닌 수치와 나이, 체중을 대입하여 사구체여과율을 계산할 수 있다. 공식은 $\dfrac{(140-나이) \times 순수\ 체중(kg)}{혈청\ 크레아티닌(mg/dl) \times 72}$ 이고, 여성의 경우는 산출된 값에 0.85를 곱해 준다.

가장 많이 쓰이는 MDRD 공식은 복잡하여 직접 계산하기 어렵고 사구체여과율 계산기를 이용하여 산정한다. 계산기 사용은 어렵지 않다. 계산기의 빈칸에 혈청 크레아티닌 수치와 성별, 나이만 입력하면 eGFR이 자동으로 산출되어 나온다.

참고로 한 가지 알아 둘 것은 이 두 공식으로 나온 결과치의 단위가 다르다는 것이다. C-G 공식 단위는 '$ml/분$'이고 MDRD 공식 단위는 '$ml/분/1.73\,m^2$'이다. eGFR 단위만 보아도 어떤 공식을 이용한 결과인지 알 수 있다.

종종 검진표 결과를 보고 '자신의 eGFR이 얼마라고 하는데 정상인가요?'라고 묻는 질문을 받는다. 건강검진 결과표에는 eGFR이 $60\,ml/분/1.73\,m^2$ 이상이면 정상이라고 표기된다. 그러나 단순 수치만으로 정상 여부를 판정하면 오류가 있을 수 있다. 예를 들어 60세 여성의 eGFR이 70이라면 정상일 수 있지만, 20세 남성이라면 그 수치가 비정상일 수 있는 것이다. 나이와 성별에 따라 정상 eGFR이 다르기 때문이다. 그리고 일반인의 eGFR 결과를 만성 콩팥병의 병기 판정표에 그대로 적용하는 것 또한 적절하지 않다. 즉 만성 콩팥병이 없는 eGFR이 70인 60세 여성의 경우 단지 eGFR이 70이라고 해서 만성 콩팥병 2기라고 판정하는 것은 옳지 않다. 이 경우 eGFR 감소는 만성 콩팥병에 의한 감소가 아니라 노화에 따른 자연적인 감소이기 때문이다.

나이와 콩팥 기능

콩팥도 나이를 먹으면 늙는다

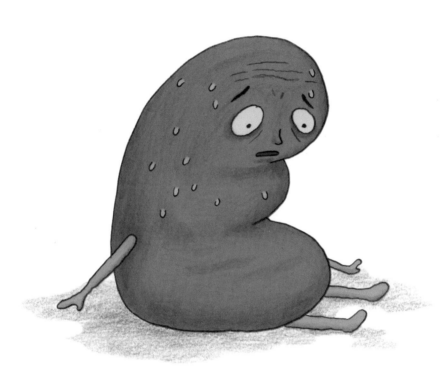

콩팥의 노화는 빠르면 20세부터 시작되며 정상 사구체여
과율이 120ml/분/1.73㎡라고 할 때 80세가 되면 60ml/
분/1.73㎡ 정도로 떨어진다. 나이만 먹어도 콩팥 기능이 정상
의 절반 가까이 떨어질 수 있는 것이다.

중고등학교 동창 모임에 가면 옛 친구들을 많이 만나게 된다. 학교를 졸업한 지 오랜 세월이 흐른지라 모두 어느 정도 나이는 들었지만, 나이보다 훨씬 젊어 보이는 친구도 있고 더 늙어 보이는 친구도 있다. 평소 건강 관리를 어떻게 해 왔는지에 따라 차이가 날 것이다. 물론 각자 타고난 유전인자의 차이가 작용하겠지만 말이다.

콩팥도 나이를 먹으면 늙는다. 일반적으로 콩팥의 노화는 빠르면 20세부터 시작되는데, 노화 과정에 따라 콩팥의 여과 기능은 1년에 $1\,ml/$분$/1.73\,m^2$ 정도 감소한다. 정상 사구체여과율이 $120\,ml/$분$/1.73\,m^2$라고 할 때 80세가 되면 $60\,ml/$분$/1.73\,m^2$ 정도로 떨어진다고 보면 된다. 나이만 먹어도 콩팥 기능이 정상의 절반 가까이 떨어질 수 있는 것이다. 노화에 따른 정상적인 감소보다 더 많이 콩팥 기능이 떨어졌다면 콩팥이 나이보다 더 늙은 것이다.

콩팥이 나이를 먹는 정도도 개인마다 차이가 있다. 필자는 몇 해 전에 어느 TV 예능 건강 프로그램에서 패널들의 콩팥 나이를 측정해 준 적이 있다. 사람에 따라 콩팥의 나이가 자기의 실제 나이와 크게 달랐는데, 평소 콩팥을 어떻게 관리했는지 대략 짐작이 가는 부분이다.

콩팥 건강을 위해서는 콩팥이 싫어하는 것을 피해야 한다. 콩팥은 3대 영양소 중 단백질을 싫어한다. 단백질은 우리 몸에 꼭 필요한 영양소이지만 콩팥에는 좋지 않다. 사구체 과여과(hyperfiltration)를 초래하고 단백뇨를 증가시킬 수 있기 때문이다. 만성 콩팥병 환자가 단백질을 많이 섭취하면 콩팥 기능의 손실 속도가 빨라진다. 이러한 점에서 만성 콩팥병 환자 식이요법의 기본 원칙은 단백질 섭취를 제한하는 것이다. 단백질을 제한하면 콩팥 기능이 악화되는 것을 방지하고 단백뇨를 줄일 수 있을 뿐만 아니라 식욕 부진, 오심, 구토 등 요독 증상을 완화하는 데도 도움이 된다.

콩팥이 싫어하는 또 한 가지는 진통제(비스테로이드성 항염제)이다. 실제 진료 중 콩팥 기능이 갑자기 저하된 환자들을 종종 보는데 이들 중에는 진통제를 복용한 환자가 많다. 콩팥이 안 좋은 사람은 진통제를 특히 조심해야 한다. 진통제를 먹더라도 콩팥 기능에 영향을 미치지 않는 진통제를 먹어야 한다. 그 밖에 콩팥은 스트레스, 흡연, 과음 등도 싫어하므로 피하는 것이 좋다.

콩팥병이 있는 경우 콩팥 기능 감소 속도는 정상적인 노화 과정에 따른 콩팥 기능 감소 속도보다 훨씬 빠르다. 이 중에서도 만성 콩팥병의 3대 원인 질환인 당뇨병, 고혈압, 만성 사구체신염 간의 콩팥 기능 감소 속도를 비교해 보면 당뇨병성 콩팥병에서 감소 속도가 가장 빠르다. 제대로 관리하지 않으면 사구체 여과율 감소 속도가 한 달에 $1ml/분/1.73m^2$ 정도로 정상 노화 과정보다 10배 이상 빨라진다. 당뇨병 환자에게는 철저하고 세심한 혈당 관리와 혈압 관리가 특히 중요한 이유가 여기에 있다.

성별에 따른 콩팥 기능의 차이

남녀 간 콩팥 기능에 차이가 있다

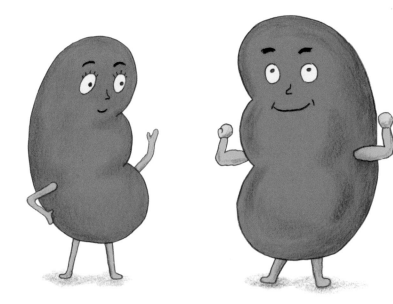

혈청 크레아티닌의 정상치는 성별에 따라 다르다. 여성의 정상치는 0.5~0.9mg/dl, 남성의 정상치는 0.6~1.2mg/dl로, 여성보다 남성의 기준치가 높다. 크레아티닌은 근육의 대사산물로, 남성의 근육량이 여성보다 많기 때문이다.

콩팥 기능의 지표로 가장 많이 측정하는 것이 혈청 '크레아티닌' 수치이다. 크레아티닌은 혈중 노폐물의 하나로 근육에서 생산되어 콩팥으로 배설된다. 콩팥 기능이 저하되면 소변 배설이 감소하여 혈중 크레아티닌 수치가 올라간다. 그러므로 측정한 혈청 크레아티닌 수치가 높으면 콩팥 기능이 저하된 것으로 판단한다.

예를 들어 혈청 크레아티닌의 정상치가 1mg/dl라고 했을 때, 환자의 혈청 크레아티닌 수치가 2mg/dl라면 환자의 콩팥 기능이 1/2로 떨어져 있고, 4mg/dl라면 정상의 1/4로 콩팥 기능이 저하돼 있다고 보는 식이다.

혈청 크레아티닌의 정상치는 성별에 따라 다르다. 내과학 교과서에 따르면 여성의 정상치는 0.5~0.9mg/dl, 남성의 정상치는 0.6~1.2mg/dl로 여성보다 남성의 기준치가 높다. 크레아티닌은 근육의 대사산물로, 남성의 근육량이 여성보다 많기 때문이다. 이러한 이유로 혈청 크레아티닌 수치는 남녀를 구분하여 해석해야 한다. 예를 들어 어떤 사람의 혈청 크레아티닌 수치가 1mg/dl일 때 그 사람이 남성이라면 정상 범위에 들지만, 여성이라면 정상 범위를 넘어서는 수치일 수 있다.

크레아티닌 수치보다 콩팥 기능을 더 정확히 표현하는 지표는 앞서 살펴본 사구체여과율이다. 사구체여과율은 측정된 혈청 크레아티닌 수치와 환자의 나이를 공식에 입력하여 산정한다. 이 공식은 사구체여과율이 근본적으로 혈청 크레아티닌 수치와 반비례하고, 연령이 높아질수록 감소한다는 전제를 고려하여 만들어진 것이다. 여성은 계산된 사구체여과율에 0.74 또는 0.85를 곱해서 산정한다.

이상의 공식으로 산정한 사구체여과율에 따라 만성 콩팥병은 5단계로 구분한다. 정상 사구체여과율을 $120\,ml/분/1.73\,m^2$로 보았을 때 사구체여과율 $120\sim90\,ml/분/1.73\,m^2$는 1단계, $90\sim60\,ml/분/1.73\,m^2$는 2단계(가벼운 콩팥 기능 감소), $60\sim30\,ml/분/1.73\,m^2$는 3단계(중등도 콩팥 기능 감소), $30\sim15\,ml/분/1.73\,m^2$는 4단계(심한 콩팥 기능 감소), $15\,ml/분/1.73\,m^2$ 미만은 5단계(말기 신부전)이다.

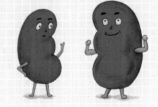

제2장

콩팥병의 그림자

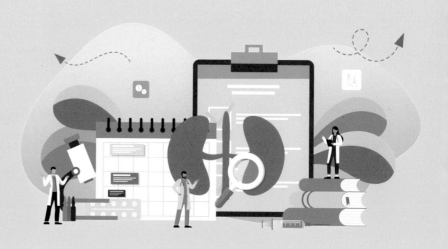

거품뇨와 단백뇨

소변에 거품이 보이면 단백뇨가 있는 것인가?

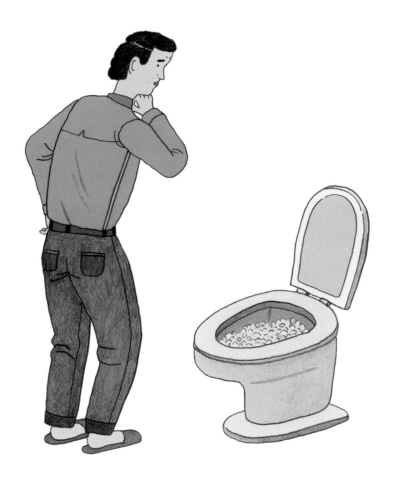

'거품뇨'라고 하면 사람들은 대부분 단백뇨를 생각한다. 하지만 거품이 생긴다고 해서 모두 단백뇨가 있는 것은 아니다. 단백뇨가 없는 사람의 소변에도 거품이 생길 수 있다. 정상적인 거품과 단백뇨에서 나타나는 거품은 그 양과 꺼지는 정도에서 차이가 난다. 정상뇨의 거품은 양이 적고 빨리 없어지는 데 비해 단백뇨의 거품은 양이 많고 쉬이 꺼지지도 않는다.

'거품뇨'라는 말은 언제 생겼고 언제부터 많이 쓰게 되었을까? 정확한 사실을 확인할 길은 없으나 아마도 물이 담긴 양변기에 소변을 보기 시작한 이후일 것으로 추정한다. 그래야 소변의 낙차 때문에 거품이 많이 생기고 관찰하기도 쉬울 것이기 때문이다.

'거품뇨'라고 하면 사람들은 대부분 단백뇨를 생각한다. 하지만 거품이 생긴다고 해서 모두 단백뇨가 있는 것은 아니다. 단백뇨가 없는 사람의 소변에도 거품이 생길 수 있다. 정상적인 거품과 단백뇨에서 나타나는 거품은 그 양과 꺼지는 정도에서 차이가 나므로 어느 정도 구분할 수 있다. 정상뇨의 거품은 양이 적고 빨리 없어지는 데 비해 단백뇨의 거품은 양이 많고 쉬이 꺼지지도 않는다.

단백뇨 여부는 소변 검사로 쉽게 확인할 수 있다. 단백뇨가 있는지 없는지 알아보는 검사를 단백뇨 정성검사라고 하며, 소변에 시험지를 넣어 생기는 색깔 변화를 보고 판별한다. 검사 결과는 ±, 1+, 2+, 3+, 4+ 등으로 표시되는데 각각 10, 30, 100, 300mg/dl와 그 이상의 단백뇨를 의미한다.

단백뇨가 얼마나 많이 나오는지 알아보는 정량검사는 하루 종일 소변을 모아서 측정한다. 그런데 24시간 동안 소변을 정확히 모으기가 어렵고 번거로워 최근에는 그때그때의 수시 소변을 이용하여 단백 배설량을 정량하는 '크레아티닌 대비 단백 비율(Protein to Creatinine Ratio, PCR)' 검사법을 많이 사용하고 있다.

단백뇨는 콩팥 손상의 간접 증거이다. 그러므로 단백뇨가 있으면 일단 콩팥병을 의심해야 한다. 콩팥병이 있을 때 단백뇨의 성분을 보면 손상된 콩팥 부위가 어디인지 아는 데 도움이 된다.

사구체 질환이 있으면 사구체의 미세혈관에서 알부민이 새어 나오므로 소변에 알부민이 주로 보인다. 세관 질환이 있으면 세관에서 저분자량 단백이 재흡수되지 못하므로 소변에 저분자량 단백이 많이 보인다.

사구체 단백뇨와 관련된 대표적인 질환으로 콩팥증후군이라는 병이 있다. 이 병의 증상은 사구체신염으로 심한 단백뇨(알부민뇨)가 나오고 그 결과 저알부민혈증, 이상지혈증과 심한 부종이 나타난다. 이때 하지의 부은 부위를 손가락으로 누르면 쏙 들어갔다가 나오지 않는데, 이를 함몰 부종이라고 한다. 단백뇨 환자를 상대로 콩팥 조직 검사를 하면 단백뇨의 원인이 되는 사구체 질환을 알 수 있고, 그 결과에 따라 적절한 면역 억제 치료를 시행한다.

콩팥이 부리는 마술
자고 나면 사라지는 단백뇨?

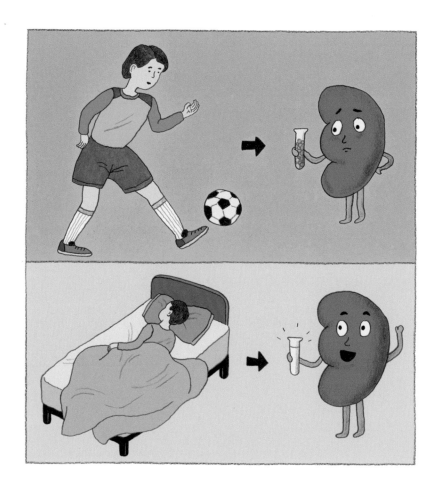

기립 단백뇨는 말 그대로 오래 서 있기만 해도 나오는 단백뇨이다. 누워서 휴식을 취하면 단백뇨가 줄거나 없어진다. 이럴 때 아침 첫 소변으로 검사해 보면 대부분 단백뇨는 발견되지 않는다.

학교에서 한 건강검진 결과 단백뇨가 발견된 중학교 1학년 남학생이 부모님과 함께 내원해 단백뇨에 관한 정밀 검사를 원했다. 기본 체크 결과 단백뇨와 관련된 부종이나 혈뇨 등 콩팥병에서 동반되는 다른 이상 소견은 없었고 오직 단백뇨만 있었다. 필자는 다음에 아침 첫 소변을 받아 와서 소변 검사를 다시 해 보자고 하였다. 왜 그렇게 했을까?

　이 학생은 '기립(起立) 단백뇨'일 가능성이 크다. 기립 단백뇨는 말 그대로 오래 서 있기만 해도 나오는 단백뇨이다. 누워서 휴식을 취하면 단백뇨가 줄거나 없어진다. 이럴 때 자고 일어나서 아침 첫 소변으로 검사해 보면 대부분 단백뇨는 발견되지 않는다.

　이 학생도 다시 한 소변 검사에서는 음성이었다. 학교 건강검진에서 단백뇨가 나온 것은 활동 중에 채취한 소변으로 검사했기 때문에 그런 것이고, 재검 시 아침 첫 소변에서 단백뇨가 없어진 것은 수면 후 검사했기 때문이다.

　이런 경우 정확히 검사하려면 일어나서 활동하는 낮 시간대 소변과 취침 후 아침 소변을 따로 모아서 각각 단백뇨의 양을 측정하여 비교하면 된다. 낮 시간대 소변 수집은 기상 후 아침 첫 소변은 버린 다음 종일 소변을 모으면 되고, 야간 시간대 소변은 다음 날 기상하여 아침 첫 소변을 모으면 된다.

　기립 단백뇨는 콩팥 질환에 의한 단백뇨가 아니라 혈역학적인 기전에 의해서 나오는 단백뇨이다. 청소년의 2~5%에서 발견되며 대부분 사춘기가 지나면서 사라지는데, 아무리 늦어도 20년 내에는 저절로 해소된다. 당연히 특별한 합병증이 동반되는 경우는 드물고 예후도 양호하다. 콩팥 조직 검사 등 단백뇨의 원인을 알기 위한 검사는 필요 없고, 특별한 치료도 필요 없다. 단순히 추적 관찰하는 것으로 충분하다.

기립 단백뇨 외에도 일시적으로 단백뇨가 나오는 경우가 있다. 예를 들어 열이 나거나 스트레스를 많이 받았거나 심한 운동을 한 다음에 단백뇨가 나올 때도 있다.

운동 시 단백뇨는 하루에 많게는 2g까지 나오기도 한다. 열이 떨어지거나 운동을 중단하면 단백뇨가 나오지 않기 때문에 일시적 단백뇨라고 하는데, 이는 특별한 콩팥병이 없어도 나오는 단백뇨이다. 문제가 되는 단백뇨는 지속적 단백뇨로, 콩팥의 사구체 질환이나 세관 질환이 있을 때 나오는 단백뇨이다. 단백뇨가 3개월 이상 지속되면 만성 콩팥병이 있다고 진단한다.

미세알부민뇨

미세먼지가 있듯이 미세알부민뇨도 있다

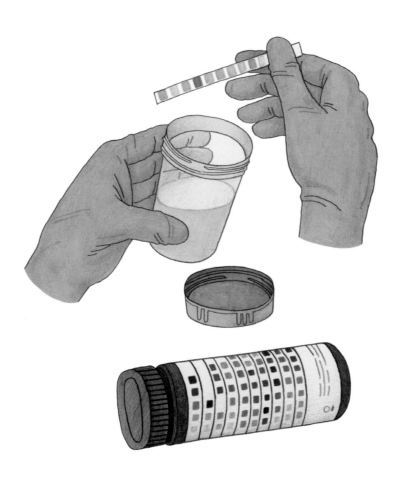

미세알부민뇨는 일반 소변 검사로는 검출이 불가능한 소량의 알부민이 소변으로 배출되는 것을 말한다. 일반 소변 검사에서는 음성으로 나오므로 특수 검사를 해야 검출된다. 미세알부민뇨는 당뇨병 환자에게 콩팥병이 오리라는 것을 알리는 신호로 작용하므로 콩팥 합병증 발생의 예측 지표로서 중요한 임상적 가치를 지닌다.

'미세(微細)'라는 말의 사전적 정의는 '분간하기 어려울 정도로 매우 작음' 또는 '몹시 자세하고 꼼꼼함'이다. '미세먼지'나 '미세플라스틱' 그리고 '미세혈관 질환'에서의 미세는 첫 번째 정의에 충실한 미세이다. '미세수술'은 현미경이나 확대경을 이용하여 조직을 세밀하게 절제하고 봉합하는 수술을 말하며, '미세혈뇨'는 맨눈으로는 보이지 않고 현미경으로만 보이는 혈뇨를 말한다. 필자가 서두에 '미세'라는 말을 장황하게 거론한 이유는 '미세알부민뇨(microalbuminuria)'를 알아보고자 함에 있다. 미세알부민뇨란 '미세알부민'이라는 것이 소변에 나오는 것을 말하지 않는다. 알부민의 종류에 미세알부민이라는 것은 따로 없다. 미세알부민뇨는 소변에 아주 적은 양의 알부민이 나오는 것을 말한다.

알부민뇨와 단백뇨는 어떻게 다른지 궁금해하시는 분들이 많을 것 같다. 알부민은 단백질의 한 종류이다. 혈액 내 단백질은 알부민과 글로불린으로 구성된다. 주요 콩팥 질환에서 단백뇨의 주성분은 알부민이므로 알부민뇨는 단백뇨와 같은 것으로 보아도 무방하다.

미세알부민뇨는 일반 소변 검사로는 검출이 불가능한 소량의 알부민이 소변으로 배출되는 것을 말한다. 일반 소변 검사에서는 음성으로 나오므로 특수 검사를 해야 검출된다. 이때 소량의 알부민이란 정확하게 24시간 동안 소변에 30~300㎎의 알부민이 나오는 것을 말한다. 하루에 30㎎ 미만의 알부민이 배출되는 것은 정상이고, 300㎎ 이상의 알부민이 나오면 그냥 알부민뇨라고 한다. 최근에는 24시간 동안 소변을 모으는 것이 불편하고 정확하지 않을 수 있어서 평상시 한 번 본 소변으로 '알부민 크레아티닌 비율(Albumin Creatinine Ratio, ACR)'을 계산하여 측정한다. 하루 기준 30~300mg의 미세알부민뇨는 ACR로는 30~300μg/mg Cr에 해당한다.

미세알부민뇨 측정이 조금 불편할 수도 있지만 해야만 하는 이유가 있다. 미세알부민뇨 검사는 당뇨병 환자에게서 요단백이 검출되지는 않았지만, 당뇨 콩팥병 발생이 의심되는 경우 중요한 임상적 의미를 지닌다. 당뇨병 환자의 병 경과 중 발생하는 미세알부민뇨는 조만간 만성 콩팥병이 합병되리라는 것을 알리는 신호이다. 즉 당뇨병이 수년 이상 지속되면 당뇨병 환자 3~4명 중 1명꼴로 콩팥 합병증이 생긴다. 콩팥 합병증이 생기면 단백뇨(알부민뇨)가 나타나고 혈압도 올라가면서 콩팥 기능이 서서히 떨어져 종국에는 말기 신부전에 이르러 투석이나 이식을 받아야 한다. 그런데 콩팥병 합병 바로 전 단계에서는 일반 소변 검사에서 알부민뇨가 나오기 전에 미량의 알부민뇨가 나온다. 이를 미세알부민뇨라고 하는 것이고, 이를 조기에 발견하여 치료함으로써 콩팥병으로의 진행을 억제하자는 것이다.

이처럼 미세알부민뇨는 당뇨병 환자에게 콩팥병이 오리라는 것을 알리는 신호로 작용하므로 콩팥 합병증 발생의 예측 지표로서 중요한 임상적 가치를 지닌다. 또한 심혈관계 합병증 예견에도 유용하다.

적색뇨와 혈뇨

소변 색깔이 빨갛다. 무슨 일일까?

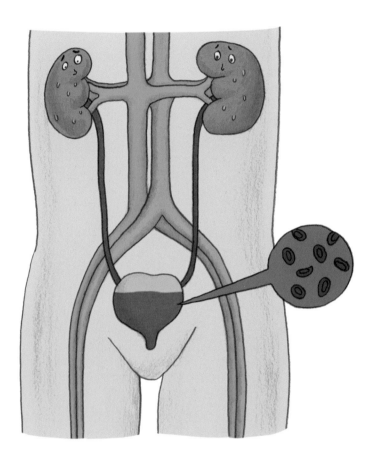

혈뇨가 있다면 혈뇨의 원인을 찾아야 한다. 소변에 피가 섞여 나온 다는 것은 콩팥의 사구체에서 혈액이 여과되는 첫 단계부터 요관 과 방광을 거쳐 소변이 배출되는 마지막 단계 사이 어딘가에서 피 가 새는 것을 의미한다. 어느 부위에서 피가 새는지에 따라 주로 사구체성 혈뇨와 비사구체성 혈뇨로 구분한다.

63세 여성 A씨는 어느 날 갑자기 소변 색이 빨갛게 나왔다. 37세 남자 B씨는 최근 건강검진을 한 결과 소변에 혈뇨가 있으니 정밀 검사를 받으라는 통보를 받았다. 두 사람은 앞으로 어떻게 해야 할까?

맨눈으로 봐서 소변이 빨갛게 보이는 혈뇨는 육안적 혈뇨라 하고, 눈으로 보기에는 이상이 없지만 현미경 검사상 적혈구가 발견된 경우에는 현미경적 혈뇨가 있다고 한다. 혈뇨의 정도가 경미하다고 해서 원인 질환도 대단치 않은 질환일 것이라고 가볍게 넘겨서는 안 된다. 왜냐하면 요로암과 같은 무서운 질환에서도 현미경적 혈뇨만 보이는 경우가 많기 때문이다.

혈뇨가 있다면 혈뇨의 원인을 찾아야 한다. 소변에 피가 섞여 나온다는 것은 콩팥의 사구체에서 혈액이 여과되는 첫 단계부터 요관과 방광을 거쳐 소변이 배출되는 마지막 단계 사이에 어딘가에서 피가 새는 것을 의미한다. 어느 부위에서 피가 새는지에 따라 사구체성 혈뇨와 비사구체성 혈뇨로 구분한다.

예를 들어 사구체신염 때문에 나오는 혈뇨는 사구체성 혈뇨이고, 방광암에 의한 혈뇨는 비사구체성 혈뇨이다. 소변 내 적혈구의 모양과 크기가 다양하고 의미 있는 단백뇨가 동반되거나 적혈구 원주가 발견된다면 사구체성 혈뇨를 의심하고, 그렇지 않은 경우에는 비사구체성 혈뇨를 의심한다. 그리고 소변의 색깔이 코카콜라 색이면 사구체성 혈뇨를, 새어 나온 혈액이 응고되어 피떡을 만들면 비사구체성 혈뇨를 의심한다.

이러한 기준에 따라서 사구체성 혈뇨가 의심되면 콩팥 조직 검사를 시행하여 어떤 사구체 질환에 의해 혈뇨가 나온 것인지 알아본다. 그리고 비사구체성 혈뇨가 의심되면 콩팥 초음파 검사, 신우 조영술, 방광경 검사 등을 하여 어느 부위에서, 어떤 질환에 의해서 피가 새어 나왔는지를 밝힌다. 그 결과에 따라 치료 방법과 예후가 완전히 다르다.

혈뇨는 아니지만 적색뇨를 보이고 소변 검사 잠혈 반응에서 양성을 보이므로 혈뇨와 감별이 필요한 질환이 있다. 미오글로빈뇨증과 헤모글로빈뇨증이 그것이다. 미오글로빈뇨증은 횡문근융해증에서 근육 손상으로 인해 근육 내 미오글로빈이라는 성분이 대량 유출되어 소변으로 새어 나오는 것이고, 헤모글로빈뇨증은 심한 용혈로 과다한 혈색소가 유리되어 소변 내로 새어 나오는 것이다.

소변이 붉게 보이지만 별문제가 없는 경우도 많다. 약물이나 식품을 먹은 후에 발생하는 적색뇨가 이에 해당한다. 예를 들어 결핵 치료에 쓰이는 '리팜핀'이라는 약물이나 혈액 정화 작용을 한다고 하여 즙으로 만들어 먹기도 하는 '비트'라는 채소를 섭취한 후 소변이 핑크빛으로 보일 수 있다. 이때 소변 검사를 해 보면 혈액 반응을 의미하는 잠혈 반응은 음성이고, 현미경 검사에서도 적혈구가 발견되지 않는다.

또한 심한 운동을 하거나 장시간의 구보 후에도 혈뇨가 나타날 수 있다. 한 가지 주의할 점은 여성의 경우에는 생리 중 또는 생리 전후에 생리혈에 의해 소변 검사상 적혈구가 발견될 수 있으므로 생리 여부에 대한 확인이 필요하다는 점이다. 이때 발견되는 혈뇨는 크게 걱정하지 않아도 된다.

운동과 적색뇨

심한 운동 후 붉은색 소변이 나온다면?

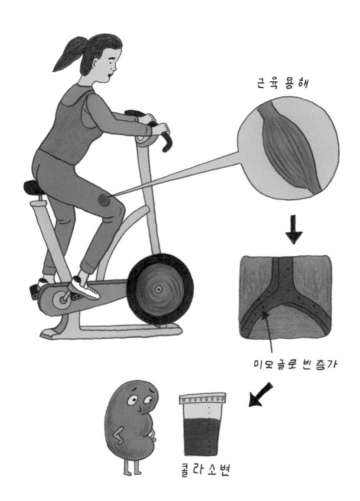

근육 용해

미오글로빈 증가

콜라 소변

과격한 근육 운동 후 산소가 충분히 공급되지 못하면 근육이 녹아
내리는 횡문근융해증이 발생한다. 근육세포가 깨지면서 혈중에
증가한 미오글로빈이 소변으로 빠져나와 소변이 붉은색을 띠는
것이다. 미오글로빈은 신독성을 가진 물질로 급성 콩팥 손상을 초
래할 수 있다.

A씨는 무더위가 지나고 날씨가 선선해지자 그간 미루어 두었던 스피닝이라는 운동을 시작하였다. 운동 시작 후 이틀이 지나자 여기저기가 쑤시고 아팠다. 그래도 '여기서 중단할 순 없지' 하며 운동을 지속하였다. 그러자 허벅지 부위의 근육통이 점점 심해지더니 급기야 근육이 벌겋게 부어오르고 아파서 계단이나 침대도 오르내리지 못하게 되었다. 소변도 콜라 색깔로 나왔다. 병원에 갔더니 검사 결과를 보여 주면서 자칫하면 위험하니 입원하라고 하였다. 도대체 무슨 일이 일어난 것일까?

이 사례에서 A씨에게는 심한 운동의 결과로 횡문근융해증이 발생한 것이다. 과격한 근육 운동을 할 때 그 근육에는 더 많은 산소가 충분히 공급되어야하지만 그렇지 못하여 근육이 융해되어 녹아내린 것이다.

이때 혈액 검사를 해 보면 미오글로빈이라는 성분과 크레아티닌 키나아제라는 효소가 현저히 증가해 있다. 근육이 융해되면서 근육세포에서 혈중으로 나온 근육 유래 성분이다. SGOT라는 간세포 속에 들어 있는 효소의 수치도 증가한다. 이러한 경우에 종종 간 질환이 합병된 것이라고 잘못 해석하기도 한다. 그러나 이때의 SGOT는 근육에서 유래한 것이다. 또한 근육세포가 깨지면서 세포 내에 들어 있던 전해질이 빠져나와 칼륨, 인, 요산 등의 혈중 농도가 증가한다. 그리고 혈중에 증가한 미오글로빈이 소변으로 빠져나오면서 소변 색깔이 붉은색을 띠기도 한다.

그런데 혈중에 증가한 미오글로빈은 신독성을 가진 물질로, 신혈관을 수축시켜 급성 콩팥 손상을 초래할 수 있다. 횡문근융해증을 무섭다고 하는 이유가 여기에 있다. 종종 입원해야 할 정도로 심한 콩팥 손상이 오기도 한다. 그러므로 횡문근융해증이 오면 수액 치료를 받으면서 푹 쉬어야 한다. 호전되는 경우 하루가 다르게 좋아지면서 점차 근육통이 없어지고 혈중 미오글로빈 수치나 근육세포 내 효소 수치가 떨어지면서 소변 색깔도 정상으로 돌아온다.

이 밖에도 횡문근융해증을 일으키는 원인은 다양하다. 그중 하나가 스타틴 계열의 고지혈증 치료제이다. 고지혈증을 치료하려고 본 약제를 복용한 후에 특별한 이유 없이 위와 비슷한 횡문근융해증 소견이 보일 때 이를 의심할 수 있다. 단, 이때는 심한 운동으로 횡문근융해증이 왔을 때처럼 심한 근육통보다는 애매하게 아픈 몸살 증상이 나타난다. 스타틴 계열의 약물 복용을 중단하면 좋아진다.

혼탁뇨

종종 뿌옇게 나오는 소변, 왜 그럴까?

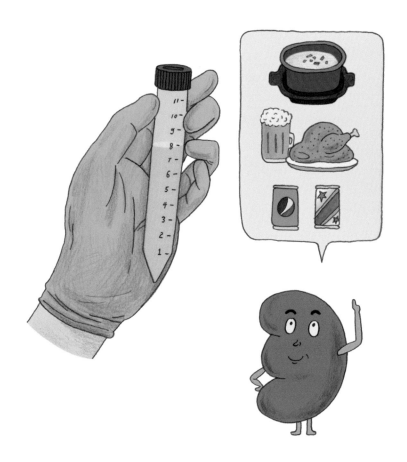

소변이 뿌옇게 보이는 혼탁뇨는 적색뇨, 거품뇨와 함께 맨눈으로 쉽게 확인할 수 있는 3대 요 이상 중 하나이다. 정상적인 혼탁뇨도 있고 병적인 혼탁뇨도 있다. 식후에 소변이 일시적으로 탁하게 보이는 것은 정상적인 혼탁뇨로, 인산과 요산, 수산과 같은 무기물이 소변에 많이 빠져나와서 그런 것이다.

건강한 정상 소변은 연노란색을 띠며 맑고 투명하다. 그런데 종종 소변이 뿌옇게 나오는 경우가 있다. 이른바 '혼탁뇨'이다. 소변이 탁하면 무슨 큰 병에 걸린 것은 아닌지 걱정되게 마련이다.

소변이 뿌옇게 보이는 혼탁뇨는 적색뇨, 거품뇨와 함께 우리가 맨눈으로 쉽게 확인할 수 있는 3대 요 이상 중 하나이다. 정상적인 혼탁뇨도 있고 병적인 혼탁뇨도 있다. 식후에 소변이 일시적으로 탁하게 보이는 것은 정상적인 혼탁뇨이다. 인산, 요산 또는 수산과 같은 무기물이 소변으로 많이 빠져나와서 그런 것이다. 이러한 무기물이 많이 함유된 음식을 먹은 뒤에 종종 경험할 수 있는 현상으로 일시적이며 다음번에는 언제 그랬냐는 듯이 말짱해진다.

세 가지 무기물 중 인산은 사골 국물이나 탄산음료에 많이 들어 있다. 요산은 퓨린이 많이 함유된 음식을 먹은 후에 많이 나온다. 요산은 퓨린의 대사산물이기 때문이다. 퓨린이 가장 많은 음식은 맥주, 고등어, 내장 등이고, 닭고기 등 고기류에는 중간 정도로 많다고 한다. 요산은 흔히 즐겨 먹는 치맥(치킨과 맥주)에 많다. 그리고 수산은 시금치에 많다.

인산, 요산, 수산은 모두 요로 결석의 주요 원인 물질이고 이 중 요산은 통풍의 원인이기도 하다. 일시적으로 이들 무기물이 소변으로 빠져나와 소변이 뿌옇게 보이는 것은 병의 존재와 관계가 없으니 걱정할 필요는 없다.

무기물에 의해 소변이 탁하게 보이는 경우 소변에 산을 첨가하거나 열을 가하면 투명해진다. 인산염은 초산(아세트산)을 가하면 투명해진다. 인산염은 알칼리성뇨에서 결정을 이뤄 혼탁하기 때문이다. 반대로 요산염은 산성뇨에서 결정을 이루어서 탁하게 보이고 알칼리성뇨에서는 투명해진다. 수산염은 염산 또는 질산액을 가하면 투명해진다.

병적인 혼탁뇨는 방광염 등 요로감염증이 있을 때 보이는 혼탁뇨이다. 소변에 염증 세포가 많이 함유되어서 뿌옇게 보이는 것이다. 이때는 소변이 자주 마렵다거나 배뇨 시 아프다거나 하는 등의 요로감염증 증상을 동반한다. 역한 냄새가 나기도 한다. 염증을 일으키는 세균이 소변의 요소를 분해하여 암모니아를 만들기 때문이다. 이 외에 남성의 경우엔 정충, 여성의 경우엔 질 분비물이 섞인 때도 뿌옇게 보일 수있다.

드물지만 소변이 우유처럼 뿌옇게 보이는 경우도 있다. 이를 유미뇨(乳糜尿)라고 한다. 음식물 내의 지방이 장관(창자)으로 흡수되면 유미가 되어 림프관으로 들어가는데, 유미가 콩팥 림프관에서 오줌으로 빠져나가면 유미뇨가 나오는 것이다. 정상적인 것은 아니고 흉관에 기생하는 필라리아라는 기생충에 감염됐을 때 나타나는 아주 드문 현상이다.

콩팥과 당뇨

소변에 당이 나오지만 당뇨병은 아니라는데?

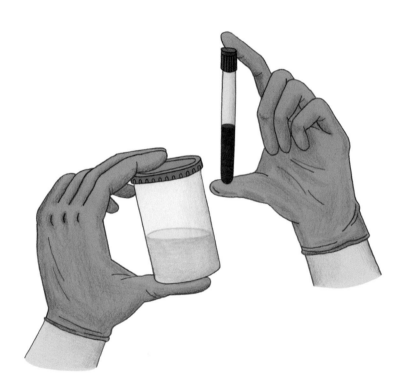

소변으로 당이 새어 나오는 경우는 두 가지가 있다. 하나는 혈당이 세관의 재흡수 기준보다 높은 경우인 당뇨병이고, 다른 하나는 콩팥의 세관 기능에 이상이 있는 경우인 신성 당뇨이다.

28세 남성 A씨는 소변 검사에서 당이 발견되었다고 해서 당뇨병인 줄 알았다. 그런데 혈당 검사를 해 보니 공복 시 혈당은 85mg/dl로 정상이고 당화혈색소도 5.5로 정상이라고 한다. 어떻게 된 일일까?

　이 경우 A씨는 소변으로 당이 나오는 당뇨(糖尿) 환자이지 당뇨병(糖尿病) 환자는 아니다. 당뇨의 원인이 콩팥의 세관 기능 이상이어서 '신성(腎性) 당뇨'라고 한다. 혈당은 정상이므로 고혈당을 보이는 일반 당뇨병과는 구분된다. 요당이 있는 환자를 조사해 보면 500명 중 1명꼴로 신성 당뇨가 발견되는데, 요시험지봉 검사로 당뇨의 정도를 판독하던 시기에는 신성 당뇨인 사람을 당뇨병으로 진단하여 인슐린 주사로 치료한 일도 있었다고 한다. 신성 당뇨라면 혈당이 정상이므로 고혈당과 관계된 당뇨병의 각종 혈관 합병증은 발생하지 않는다. 단지 문제가 되는 것은 식사를 거를 때 포도당이 정상인보다 많이 소변으로 빠져나가기 때문에 저혈당이 발생할 가능성이 있다는 점이다.

　소변으로 당이 새어 나오는 경우는 두 가지가 있다. 하나는 혈당이 세관의 재흡수 기준보다 높은 경우이고, 다른 하나는 콩팥의 세관 기능에 이상이 있는 경우이다. 혈중의 당은 어느 기준 이하에서는 콩팥의 근위세관이라는 부위에서 전부 몸 안으로 다시 흡수되기 때문에 혈당이 높지 않고 콩팥의 세관 기능이 정상이라면 소변에는 당이 나오지 않아야 정상이다. 혈중 당 농도 180mg/dl가 세관의 재흡수 기준이다.

지금은 자동 혈당측정기를 이용하여 간편하게 혈당을 체크할 수 있지만, 과거에는 요시험지봉 검사로 당뇨의 정도를 판독하여 당뇨병을 진단하였다. 즉 소변 검사에서 당이 나왔다면 혈당의 수치가 $180mg/dl$ 이상이고, 소변에서 당이 발견되지 않으면 혈당이 $180mg/dl$ 이하로 잘 조절되고 있다고 보는 식이었다. 소변으로 당이 빠져나가는 병이라고 정의된 '당뇨병'이라는 이름도 이러한 배경에서 정해졌을 것이다. 그런데 당뇨병 환자의 소변에서 당을 측정하여 혈당 조절 여부를 판단하는 것은 좋지 않은 방법이다. 그 이유는 혈당 측정보다 예민도가 낮고, 소변의 농축도에 따라 결과에 차이가 있으며, 체크한 요당이 현재 시점의 혈당을 반영하지 못하기 때문이다.

최근에 소변으로 포도당이 빠져나가도록 하여 혈당을 조절하는 새로운 당뇨약이 개발되어 이참에 간단히 소개하고자 한다. '나트륨/포도당 공동수송체 2 억제제'라는 약이다. 본 약제는 세관에서의 포도당 재흡수를 억제하여 소변으로의 포도당 배출을 증가시켜서 혈당 상승을 억제한다. 최근 약제에 따라서는 혈당 강하 효과와 함께 심장과 콩팥 보호 효과가 있다는 연구 결과가 밝혀지면서 관심을 끌고 있다. 저혈당의 위험성은 낮으나 소변량 증가로 체액량이 감소하면 혈압이 떨어질 수 있어서 주의가 필요하다. 만성 콩팥병 환자도 사구체여과율이 $45ml/분/1.73m^2$ 이상이면 사용할 수 있다.

야간 빈뇨

밤에 화장실을 자주 들락거리는데 콩팥에 이상이 있을까?

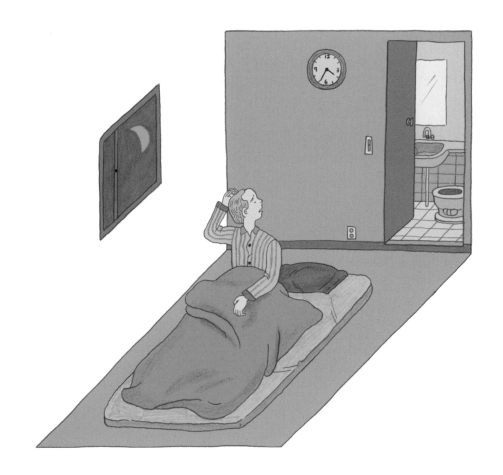

어르신의 경우 밤에 화장실에 너무 자주 간다면 단순히 정상적인 노화 과정에 따른 것으로만 볼 수는 없다. 원인 질환이 있는 경우가 많으며 만성 콩팥병, 전립선비대증, 당뇨병 등이 주요 원인이다.

설사 때문에 밤에 잠을 잘 자지 못하고 화장실에 왔다 갔다 한 경험이 몇 번은 있을 것이다. 밤에 소변이 마려워서 화장실을 들락거리는 사람도 많다. 이처럼 밤 동안 지나치게 자주 소변을 보는 일을 야간 빈뇨라고 하며, 필자는 종종 '소변 설사'라고 부른다.

　원래 사람은 일단 잠자리에 든 뒤에는 다음 날 아침에 깰 때까지 소변 문제로 잠에서 깨지 않도록 만들어졌다. 아마도 조물주가 사람을 만드실 때 밤에 푹 자도록 배려하여서 그런 것이 아닌가 한다. 밤에는 농축된 소변이 만들어지기 때문에 소변이 적게 만들어지는 것이다.

　나이가 60세가 넘어가면 밤에 소변을 농축하는 능력이 떨어진다. 이러한 이유로 60세가 넘으면 젊었을 때와는 달리 밤에 소변이 많이 만들어져서 밤에도 화장실을 자주 찾게 된다. 야간 빈뇨는 거동이 불편한 사람의 경우 화장실을 오가는 데 큰 불편을 초래할 뿐 아니라 숙면할 수 없게 하므로 큰 괴로움을 준다.

　그러나 밤에 화장실을 너무 자주 간다면 단순히 정상적인 노화 과정에 따른 것으로만 볼 수는 없다. 원인 질환이 있는 경우가 많으며 만성 콩팥병, 전립선비대증, 당뇨병 등이 주요 원인이다. 만성 콩팥병이 있으면 콩팥의 소변 농축력이 떨어지므로 밤에 소변이 마려워서 2~3회 화장실을 들락거리는 일이 다반사이다. 혈액 검사를 통해 혈청 크레아티닌이 상승하지는 않았는지, 소변 검사를 하여 혈뇨나 단백뇨는 없는지, 콩팥 초음파 검사를 통해 콩팥과 요관, 방광 등의 모양을 살펴보는 것이 좋다.

만성 콩팥병이 없어도 야간 빈뇨가 올 수 있다. 대표적인 원인 질환이 어르신들에게 많이 발생하는 전립선비대증이다. 전립선비대증이 있으면 커진 전립선으로 요도 부위가 눌려 방광에서 소변이 시원하게 나가지 못한다. 당연히 처음에 소변이 나올 때 시간이 오래 걸리고, 소변 줄기가 약하고 힘이 없으며, 소변을 다 본 다음에도 잔뇨감을 느낀다. 전립선 초음파 검사 등을 하여 확인하고 적절한 약을 먹으면 많이 좋아진다.

당뇨병 환자의 경우 혈당 조절이 잘 안 될 때도 야간 빈뇨가 온다. 혈당이 높으면 소변으로 당이 많이 빠져나가는데 이 과정에서 당이 물을 끌고 나가서 소변이 많이 만들어지기 때문이다. 다뇨증과 함께 야간 빈뇨도 생긴다. 곧 당뇨병 환자의 야간 빈뇨 증상은 혈당이 잘 조절되지 않고 있다는 간접 증거일 수 있다.

야간 빈뇨가 있다면 우선 원인 질환에 대한 철저한 관리와 함께 생활 습관의 변화가 필요하다. 취침 전에 물을 많이 마시거나 알코올이나 카페인을 많이 섭취하면 질환 유무에 상관없이 야간에 소변이 더 많이 만들어져서 야간 빈뇨가 심해지기 때문이다.

부종과 이뇨제

다리가 많이 부었는데 당장 이뇨제를 먹어야 하나?

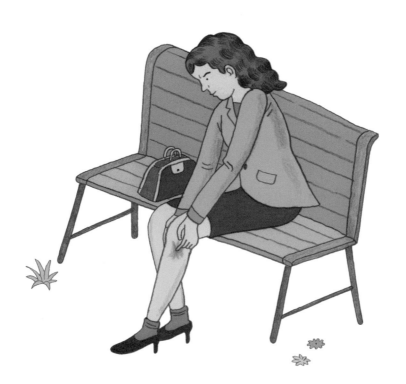

부종은 '몸이 부어 있음'을 의미하며, 모세혈관 내 체액이 혈관 밖으로 빠져나가 세포 사이의 간질 조직에 고여 있는 상태를 말한다. 서서 일하는 경우 대개 오후가 되면 다리에 부기가 뚜렷해진다. 이런 경우 이뇨제를 임의로 복용하는 것은 바람직하지 않다. 이뇨제 부작용이 만만치 않고 먹다가 임의로 중단하면 부종이 더 심해질 수도 있기 때문이다.

40대 여성 A씨는 아침에 일어나면 거울을 보기가 겁이 난다. 얼굴, 특히 눈 주위가 부석부석하기 때문이다. 더구나 오후가 되면 반지가 꼭 끼고 신발이 쪼여서 답답하다. 양말을 벗으면 양말 자국이 선명하고 다리 앞부분의 뼈와 인접한 피부 부위를 누르면 쑥 들어간다.

이 사례에서 A씨에게는 부종(浮腫)이 있다. 부종은 말 그대로 '몸이 부어 있음'을 의미하며 모세혈관 내 체액이 혈관 밖으로 빠져나가 세포 사이의 간질 조직에 고여 있는 상태를 말한다. 경미한 부종은 알아채기 어려운 경우가 많다. 아침에 일어났을 때 얼굴, 특히 눈 주위가 부석부석한 정도이다. 서서 일하는 경우 대개 오후에 다리 부기가 뚜렷해진다. 병원 진찰이나 검사를 받은 후에 청진기나 심전도 자국이 가슴에 남아 있기도 한다.

이런 경우 부기를 빼고 싶어서 약국에서 이뇨제를 사서 임의로 복용하는 것은 바람직하지 않다. 가벼운 부종이라면 부종 해결이 시급한 것은 아니다. 일단 원인을 찾아서 치료하는 것이 더 중요하다. 이뇨제를 먹으면 부작용이 만만치 않고 더구나 이뇨제를 먹다가 임의로 중단하면 부종이 더 심해질 수도 있기 때문이다. 물론 즉각적인 치료가 필요한 부종도 있다. 부종 때문에 통증이 심하다거나 거동이 불편한 경우가 이에 해당한다. 그리고 봉와직염에 의한 부종, 음낭과 남근의 부종, 안와부 부종, 폐부종이나 다량의 복수도 각각 부종이 있는 장기의 기능 이상이나 후유증이 우려되므로 즉각적인 치료가 필요하다.

이뇨제의 부작용은 탈수나 저칼륨혈증과 같은 전해질 장애가 대표적이며 고혈당, 고지혈증, 고요산혈증과 성기능 장애, 청력 장애 등이 있다. 어떤 사람은 부종이 심해질수록 이뇨제 복용량을 점점 늘려서 한 주먹이나 되는 이뇨제를 먹기도 하며, 그 부작용으로 응급실에 실려 오기도 한다.

부작용만큼 심각한 또 하나의 문제는 이뇨제 복용을 임의로 중단하면 부종이 더 심해질 수 있다는 것이다. 이뇨제 중단 후에 부종이 더 심해지는 이유는 다음과 같다. 이뇨제를 복용하면 당장에 부종은 호전되지만 일시적인 탈수 상태에 빠지게 된다. 몸에서는 체액 부족 상태를 보충하려고 콩팥에서 수분 및 염분을 활발히 빨아들이게 된다. 그러다 이뇨제 복용을 중단하면 이뇨 작용은 없이 수분 및 염분의 체내 저류는 지속되어 부종이 악화되는 것이다. 이를 막으려면 이뇨제 중단 후 첫 1주는 염분 섭취를 철저히 제한하여야 하고 그 후 6주간에 걸쳐 서서히 염분 섭취를 증가시켜야 한다.

이뇨제를 복용하지 않고도 부종 치료에 도움이 되는 방법이 있다. 싱겁게 먹고 침상 안정을 취하는 것이다. 일단 누워만 있어도 부종이 완화된다. 누워 있으면 소변량이 증가하는데 사지에 고여 있던 체액이 심장 쪽으로 이동하여 심박출량이 증가하고, 콩팥으로의 혈류가 증가하여 콩팥에서의 염분 배설이 증가하기 때문이다. 하지에 압박스타킹을 신으면 소변량이 증가하는 것도 같은 이유에서다.

특발성 부종

얼굴이 푸석푸석한데 특별한 이상이 없다면?

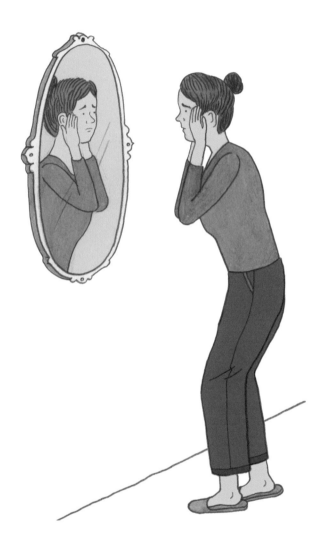

특발성 부종은 특별한 원인이 발견되지 않는 부종이다. 대개 여성에게 생기며 오전에는 얼굴이 붓고 오후에는 손과 다리가 붓고 몸무게가 늘어나는 등의 증상을 호소한다.

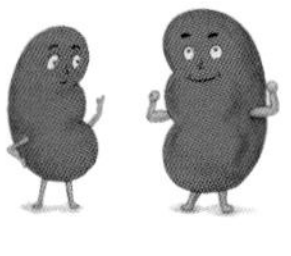

28세 여성 A씨는 백화점 판매원이다. 아침에 일어나면 얼굴이 푸석푸석하고, 오후가 되면 손과 다리가 붓고 옷도 꽉 조인다고 하였다. 진찰과 기본 검사상 특별한 이상은 없었다. 그런데 왜 자꾸 붓는 걸까?

외래 진료를 하다 보면 이런 분들과 심심치 않게 마주친다. 부종의 원인 질환에 대해 검사했는데도 특별한 원인이 발견되지 않는다. 이런 경우 흔히 '특발성 부종'이라고 진단한다.

부종은 여러 질환에 의해 발생하는 증상이다. 부종을 일으키는 3대 질환은 콩팥증후군, 만성 콩팥병 등 콩팥 질환, 울혈성 심부전 같은 심장 질환, 간경화증 같은 간 질환이다. 그 밖에 당뇨병, 갑상샘저하증, 정맥 질환이나 림프관 질환도 부종의 원인이다. 부종 환자에게서 이러한 질환이 발견되지 않으면 부종의 원인에 대해 설명하기 어려운 경우가 많은데, 이때 의사에게 구세주(?) 역할을 하는 것이 특발성 부종이다.

특발성 부종 환자는 대개 젊은 여성이나 중년 여성이다. 주로 아침에 일어나면 얼굴이 부어서 푸석푸석하고 손과 발, 배는 빵빵하며, 오후에는 다리가 많이 붓고 몸무게를 재 보면 오전보다 많이 늘어 있다고 호소한다. 이러한 환자 중에는 체중에 관심이 많고, 외양에 대한 잘못된 생각을 갖고 있거나 정서적으로 불안정하고 우울증이 있는 경우도 많다. 간혹 이뇨제를 복용한다거나 구토제나 설사제를 복용하고 금식과 폭식을 반복하는 이력이 발견되기도 한다.

특발성 부종 환자에게는 안정하고 누워서 쉬도록 하고 압박스타킹 착용을 권한다. 식사는 싱겁게 하도록 하되 금식과 폭식을 반복하지 않고 규칙적으로 하도록 한다. 만약 이뇨제를 복용하고 있다면 중단해야 하고 구토 또는 설사제 복용도 끊어야 한다.

주기적으로 부종이 나타나는 경우도 있다. 월경 전에 나타나는 부종이 대표적이다. 월경 전에 손과 얼굴, 몸이 붓고 체중이 증가하며 월경이 시작되면서 부종이 소실된다. 에스트로젠이라는 호르몬에 의해 수분 및 염분이 일시적으로 저류되어 일어나는 현상이다. 배란기 부종도 있는데, 이는 말 그대로 배란기에만 몸이 붓고 체중이 증가하는 것이다. 약물이 부종의 원인이 되기도 한다.

흔히 부종을 일으키는 약으로는 진통제, 피임약, 혈압약, 스테로이드 등이 있다. 이러한 약을 먹고 있다면 약이 부종의 원인은 아닌지 그 관련성을 잘 따져 봐야 한다.

이뇨제의 정체

이뇨제는 콩팥의 세관에 작용하는 약이다

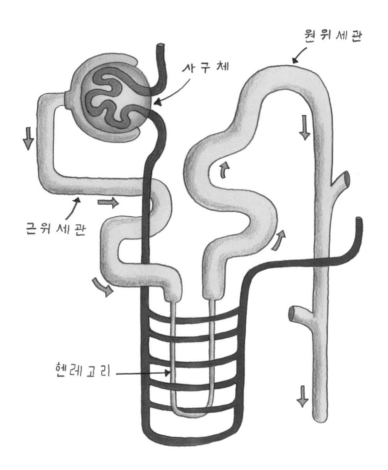

이뇨제는 소변이 잘 나오게 하는 약으로, 콩팥의 세관(근위세관, 헨레고리, 원위세관)에 작용한다. 그러나 이뇨제는 탈수, 저칼륨혈증, 저나트륨혈증, 고요산 등 여러 가지 부작용을 일으킨다.

이뇨제(利尿劑)는 말 그대로 소변이 잘 나오게 하는 약이다. 이뇨제가 어떻게 소변을 잘 나오게 하는지 이해하려면 우선 콩팥에서 소변이 생산되어 요도를 통해 배출되기까지의 과정을 이해해야 한다.

　콩팥에는 약 200만 개의 사구체가 있는데 여기에서 분당 $120\,ml$의 사구체여과액이 만들어진다. 사구체여과액은 소변의 원액(原液)이다. 분당 $120\,ml$의 속도로 만들어진 사구체여과액은 콩팥 세관으로 가서 수분의 99%가 재흡수되어 빠져나가고 나머지 1% 정도만 최종 소변이 되어서 신우를 통해 콩팥을 빠져나간다. 정리하면, 분당 $120\,ml$가 만들어지는 사구체여과액 중 약 1%에 해당하는 $1\,ml$가 최종 소변으로 배설된다. 즉, 하루 동안 '$1\,ml$/분×1,440분'만큼의 소변이 만들어진다고 볼 수 있다.

　콩팥 세관은 이뇨제가 작용하는 부위이다. 소변 원액에서 수분이 재흡수되는 곳은 크게 세 부위로 나뉘는데 근위세관에서 약 65%, 헨레고리에서 약 25% 그리고 원위세관에서 약 5% 정도가 재흡수된다. 바로 이 부위들이 이뇨제가 작용하는 곳이다. 가장 강력한 이뇨제는 이 중 헨레고리에 작용하는 이뇨제로, 흔히 '라식스(lasix)'라고 알려진 약제다. 가장 많이 사용되는 이뇨제는 '티아자이드(thiazide)'와 같이 원위세관에 작용하는 이뇨제이다.

　이때 '왜 수분의 65%를 재흡수하는 근위세관에 작용하는 이뇨제보다 수분의 25%를 재흡수하는 헨레고리에 작용하는 이뇨제가 더 강력한가?' 하는 의

문을 가질 수 있다. 근위세관에 작용하는 이뇨제는 이뇨 효과가 별로 없다. 왜냐하면 근위세관 이뇨제를 투여하여 근위세관에서 수분 흡수가 억제되더라도 이하 부위에서 수분이 대부분 재흡수되기 때문이다. 적절한 표현인지는 모르겠으나 '첫 끗발이 개 끗발이다'라는 말이 생각나는 대목이다. 이러한 이유로 근위세관 이뇨제는 안과에서 녹내장의 안압을 낮추는 목적으로 사용되지만 이뇨 목적으로는 사용하지 않는다.

이뇨제는 여러 가지 부작용을 일으킨다. 대표적인 부작용은 탈수이다. 부종 치료 시 과도한 이뇨 작용은 탈수를 일으킬 수 있다. 특히 헨레고리 이뇨제는 이뇨 작용이 강력하여 몸에 수분이 부족한 상태에서도 이뇨 작용을 나타내어 탈수를 심화할 수 있으므로 각별히 주의하여야 한다. 다음으로 흔한 부작용은 저칼륨혈증이다. 저칼륨혈증이 오면 온몸에 힘이 없어지는 무력증에 빠지기 쉽다. 저칼륨혈증 예방에 도움이 되는 이뇨제는 칼륨 보존성 이뇨제이다.

이뇨제의 기타 부작용은 저나트륨혈증, 고요산증, 고혈당, 고지혈증, 성기능 장애, 청력 장애 등으로 비교적 많고 심각하다. 이 같은 이뇨제의 부작용들을 생각한다면 얼굴이나 눈 주위가 조금 푸석푸석하게 보인다거나 부종이 조금 있는 것 같다고 해서 함부로 이뇨제를 먹지는 않을 것이다.

만성 콩팥병과 구취

만성 콩팥병 때문에 입 냄새가 날 수 있다?

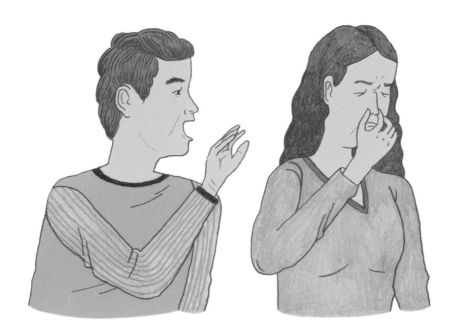

만성 콩팥병이 심하면 입 냄새가 심해질 수 있다. 이는 혈중 요소 축적
과 연관된 증상이다. 요소가 요소 분해 효소에 의해 분해되면 암모니아
가 생성되기 때문이다. 그러므로 만성 콩팥병 환자의 입 냄새가 심할
때 특별한 구강 질환이 없고 구취를 일으키는 다른 원인 질환이 없다면
콩팥병으로 인한 입 냄새로 볼 수 있다.

콩팥을 통하여 소변으로 배출되어야 할 노폐물이 배설되지 못하고 체내에 축적되어 나타나는 다양한 증상을 요독증(尿毒症)이라고 한다. 소변 요(尿), 독 독(毒), 그러니까 오줌독이라고 할 수 있다. 즉 요독증은 콩팥 기능이 떨어져서 요소가 소변으로 잘 배설되지 않고, 그 결과 요소가 몸 안에 쌓여서 나타나는 오줌독 증상이다. 요소는 몸 안에서 단백질을 분해할 때 생성되어 오줌으로 배설되는 질소화합물이다. 요소를 한자로 '尿素'라고 쓰는 이유도 소변의 성분이라는 얘기이다.

요소는 콩팥 기능이 떨어지면 몸 안에 쌓이는 대표적인 노폐물로서, 혈중 요소(혈중 요소 질소, Blood Urea Nitrogen, 이하 BUN)는 크레아티닌과 함께 콩팥 기능의 지표로 흔히 이용된다. 둘 중에 크레아티닌이 콩팥 기능의 척도로 더 많이 이용된다. 크레아티닌이 BUN보다는 다른 인자들의 영향을 적게 받으므로 더 믿을 만하기 때문이다.

BUN의 농도는 일반적으로 크레아티닌보다 10배 정도 높다. 정상 혈청 크레아티닌 농도가 $1mg/dl$라면 BUN의 정상 농도는 $10mg/dl$라고 보면 된다. 그런데 BUN은 탈수가 와서 콩팥 기능이 약해지면 현저히 증가하는 특성이 있다. 그 결과 BUN 수치를 혈청 크레아티닌 수치로 나누어 보면 20 이상의 수치가 나온다. 이러한 이유로 'BUN/혈청 크레아티닌'의 값이 20을 넘으면 콩팥 기능 악화가 탈수에 의한 것이라고 의심하는 것이다.

만성 콩팥병이 심하면 입 냄새가 심해질 수 있다. 이는 혈중 요소 축적과 연관된 증상이다. 요소가 요소 분해 효소에 의해 분해되면 암모니아가 생성되기 때문이다. 그러므로 만성 콩팥병 환자의 입 냄새가 심할 때 특별한 구강 질환이 없고 구취를 일으키는 다른 원인 질환이 없다면 콩팥병으로 인한 입 냄새로 볼 수 있다.

요로감염증에 걸렸을 때 소변에서 생선이 썩은 듯한 역한 냄새가 나는 이유도 암모니아 때문이다. 정상적인 소변 냄새가 약간 지린내 정도라고 한다면, 요로감염증이 있을 때 나는 냄새는 청소가 잘 안 된 지저분한 화장실 냄새라고 할 만하다. 요소 분해능을 가진 세균에 감염된 경우 소변에 함유된 요소가 분해되어 암모니아가 생성되기 때문에 냄새가 나는 것이다. 물론 이때는 악취뿐만 아니라 방광염 증상을 동반하는 경우가 많다. 소변이 자주 마렵다거나, 소변을 보아도 본 것 같지 않고 잔뇨감을 느낀다거나, 소변을 볼 때 아프다거나 하는 증상이다. 소변 검사와 함께 균 배양 검사를 하고, 그 결과에 따라 적절한 항생제를 복용한다.

만성 콩팥병과 빈혈

수혈과 조혈 호르몬

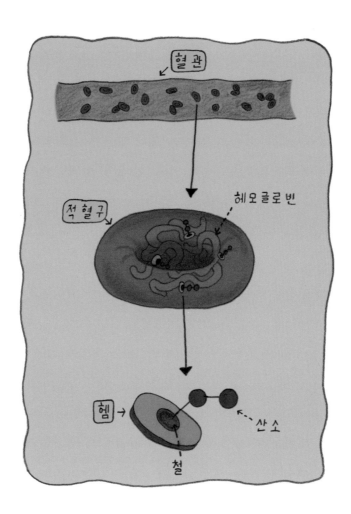

헤모글로빈은 우리 몸 구석구석까지 산소를 운반하는 산소 전달체 역할을 하는데, 산소 전달은 헤모글로빈의 헴(heme)에 함유된 철분이 담당한다. 빈혈은 만성 콩팥병 환자에게 흔히 나타나는 합병증이다. 만성 콩팥병 환자의 빈혈 치료는 유전자 재조합 EPO가 개발됨에 따라 전기를 맞이하였다. 부족한 EPO를 공급하면 빈혈이 대부분 개선된다. 이때 EPO와 함께 헴의 구성 성분인 철분이 꼭 같이 공급되어야 한다.

혈액 검사에서 헤모글로빈(혈색소) 수치가 성인 남성은 13g/*dl*, 성인 여성은 12g/*dl*보다 낮으면 빈혈로 진단한다. 헤모글로빈은 우리 몸 구석구석까지 산소를 운반하는 산소 전달체 역할을 하는데, 산소 전달은 헤모글로빈의 헴(heme)에 함유된 철분이 담당한다. 피가 붉게 보이는 이유는 헴에 함유된 철분 때문으로 철분이 산소와 결합하면 선홍색으로 보인다. 이러한 이유로 빈혈이 있으면 창백하게 보이는 것이다. 또한 빈혈이 있으면 조직에 산소 공급이 잘 되지 않으므로 조금만 운동해도 숨이 찰 수 있다. 이 외에도 전신 쇠약감과 피로감을 잘 느끼고 식욕이나 성욕이 감퇴하며 운동력과 인식 기능도 떨어지고 불면증이나 우울증을 동반하기도 한다.

빈혈은 만성 콩팥병 환자에게 흔히 나타나는 합병증인데 주요 원인은 '에리스로포이에틴(Erythropoietin, 이하 EPO)'이라는 조혈 호르몬의 부족이다. EPO는 조혈모세포의 증식과 적혈구로의 분화에 관여하는 호르몬으로, 골수에서 적혈구를 잘 생산할 수 있도록 도와주는 역할을 한다. 주로 콩팥의 세관 주변 간질에 있는 섬유아세포에서 생산된다. 콩팥병이 있으면 당연히 EPO 생산 능력이 떨어지게 된다. 실제로 만성 콩팥병 환자의 혈중 EPO 농도는 빈혈의 정도에 비해서 현저히 낮다.

만성 콩팥병 환자의 빈혈 치료는 유전자 재조합 EPO가 개발됨에 따라 전기를 맞이하였다. 부족한 EPO를 공급하면 빈혈이 대부분 개선된다. 이때 EPO와 함께 꼭 같이 공급되어야 하는 것이 있다. 바로 헴의 구성 성분인 철분이다.

철분이 부족하면 아무리 호르몬을 투여해도 헤모글로빈이 제대로 만들어지지 않으므로 효과가 없다.

혈중 페리틴(ferritin)은 '체내 저장 철'의 지표이고, 트랜스페린(transferrin) 포화도는 '체내 이용 가능 철'의 지표이다. 혈중 페리틴이 100ng/ml 미만이거나, 트랜스페린 포화도가 20%보다 적으면 몸에 철분이 부족하다고 본다. 만약 혈중 페리틴이 800ng/ml를 넘거나, 트랜스페린 포화도가 50%를 초과하면 철분이 과다한 것이므로 철분 공급을 중단하여야 한다. 철분 공급이 과다하면 헤모시데린증(hemosiderosis)이 생기고 동맥경화를 가속화하며 감염의 감수성이 증가할 뿐만 아니라 악성 종양의 발생 가능성도 증가하기 때문이다. 철분과 함께 비타민 B12와 엽산도 공급한다.

유전자 재조합 EPO가 나오기 전까지 투석 환자의 빈혈 치료는 적혈구 수혈만이 거의 유일한 방법이었다. 필자가 전공의였을 시절만 해도 혈액 투석 환자의 헤마토크리트가 20% 미만으로 떨어지면 수혈을 하곤 하였다. 수혈을 반복적으로 하다 보면 여러 가지 문제가 생긴다. 우선 적혈구 생성능이 억제되어 수혈 의존성이 생기고, 철분이 과잉 공급되어 간장과 비장 등에 철이 침착되는 헤모시데린증이 합병되기도 하며, 감염된 피 수혈로 인해 간염을 옮기기도 한다. 또한 이식이 필요한 환자에게는 원치 않는 이식 전 감작(sensitization)을 시키기도 한다. 이러한 문제들 때문에 지금은 빈혈 치료를 목적으로 하는 수혈은 거의 하지 않는다. 다만 미래의 적혈구 대체물로서 인공 산소 운반체 또는 산소 치료제 성격의 '인공 혈액' 개발이 시도되고 있는데, 그 성공 여부는 앞으로 지켜보아야 한다.

만성 콩팥병과 출혈

코피가 자주 나고 잘 멈추지 않는다면?

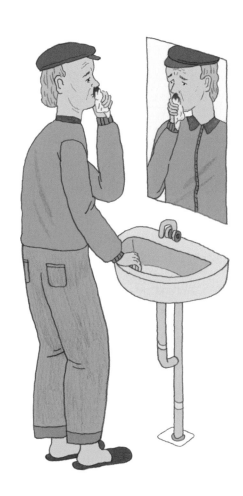

만성 콩팥병도 출혈성 질환이라고 할 수 있는데 만성 콩팥병이 출혈성 경향이 있는 질환이라는 사실을 잘 모르는 사람이 많다. 만성 콩팥병 환자는 멍이 잘 들고 코피가 자주 나고 잘 멎지 않는 경우가 많다. 월경 과다가 일어나기도 한다.

일반적으로 출혈성 경향이 있으면 평소 멍이 잘 들고 코피가 자주 나고 잘 멎지 않으며 외상 후에는 출혈이 잘 지혈되지 않는다. 여성의 경우 월경 과다가 일어나기도 한다. 이러한 출혈성 경향의 원인은 크게 세 가지로 나눌 수 있다. 혈관이 약해진 경우, 혈소판의 숫자나 기능이 떨어진 경우, 혈액 응고계에 이상이 있는 경우이다.

첫째, 혈관이 약해지면 모세혈관이 쉽게 터진다. 나이가 들면 멍이 잘 드는데 그 이유는 혈관이 약해져서 모세혈관이 쉬이 터지기 때문이다.

둘째, 혈소판 숫자가 줄거나 혈소판 기능이 떨어지면 지혈이 잘 안 된다. 혈소판은 적혈구, 백혈구와 함께 3대 혈액세포 중 하나로 혈액의 응고 과정에 관여하는 세포이다. 많은 사람이 혈액 순환 개선과 혈액 응고 억제를 위해 100㎎ 이하의 저용량 아스피린을 복용하는데, 그 효과는 혈소판의 응집 기능 억제에 의한 것이다.

마지막으로 혈액 응고 인자의 장애가 있을 때도 출혈성 경향을 보인다. 혈우병이 대표적이지만 간경화 발생 시에 나타나는 출혈성 경향도 간에서의 혈액 응고 인자 생성 장애 때문에 일어난다. 간 질환이 없는 경우에도 비타민 K가 부족하면 혈액 응고 인자 생성 부족으로 출혈성 경향이 생긴다. 와파린(warfarin)이라는 약제는 비타민 K 의존성 혈액 응고 인자의 형성을 억제하여 항응고제 작용을 한다.

만성 콩팥병도 출혈성 질환이라고 할 수 있는데 만성 콩팥병이 출혈성 경향이 있는 질환이라는 사실을 잘 모르는 사람이 많다. 만성 콩팥병 환자는 멍이 잘 들고 코피가 자주 나고 잘 멎지 않는 경우가 많다. 월경 과다가 일어나기도 한다. 만성 콩팥병 환자가 출혈성 경향을 보이는 이유는 환자의 나이가 많아서 혈관이 약해져서이기도 하고, 복용하는 아스피린이나 와파린 등의 약제가 원인이 되기도 하지만 근본적으로는 지혈에 관여하는 혈소판의 기능 저하와 관계가 있다. 혈소판 숫자에는 이상이 없고, 다른 혈액 응고 인자도 정상이다.

또한 만성 콩팥병 환자는 콩팥에서 만들어지는 에리스로포이에틴이라는 조혈 호르몬이 부족하여 흔히 빈혈이 오는데, 이 빈혈도 출혈성 경향에 일익을 담당한다. 적혈구 용적률(Hematocrit)이 30% 이하로 떨어지면 지혈 시간이 길어지는데, 조혈 호르몬 치료로 빈혈이 교정되면 지혈 시간도 짧아진다. 만성 콩팥병 환자의 출혈이 잘 멎지 않을 경우 빈혈 교정과 함께 동결 침전물과 같은 혈액 성분 수혈을 시행하거나 데스모프레신(desmopressin)을 투여하면 지혈에 도움이 된다. 단 조혈 호르몬 치료 후 적혈구 용적률이 너무 상승하면 혈액의 점도가 높아져서 투석막과 인조혈관의 응고를 유발할 수 있으므로 적혈구 용적률을 33~36% 이상으로 너무 많이 올리지 않도록 주의하여야 한다.

어지럼증과 빈혈

어지럽다, 빈혈이 있나?

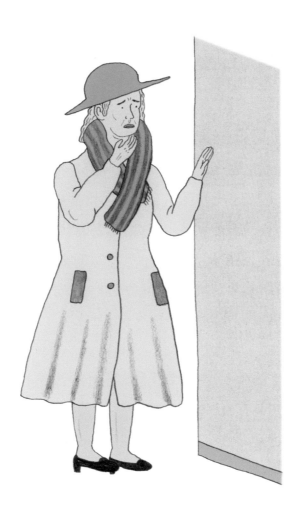

만성 콩팥병 환자에게 빈혈은 흔한 합병증 중 하나이다. 그런데 빈혈이 있다고 해서 어지럽지는 않다. 어지럼증의 주원인은 몸의 평형 유지에 관계하는 기관에 이상이 생긴 것이다.

'요즘 좀 어지러운데 빈혈인 것 같으니 빈혈 검사를 해 달라'고 요구하는 환자들이 종종 있다. '어지럼증이 있어서 약국에 가서 철분제를 사 먹었는데도 좋아지지 않는다'라는 얘기도 덧붙인다. 흔히들 어지럼증이 빈혈 때문이라고 지레짐작하기에 일어나는 일이다. 이는 옳은 짐작일까?

만성 콩팥병 환자에게 빈혈은 흔한 합병증 중 하나이다. 그런데 빈혈이 있다고 해서 어지럽지는 않다. 빈혈의 주요 증상은 쉽게 피로감을 느끼고 전신에 기운이 없거나 운동할 때 숨이 금방 차는 것 등이다. 신체 진찰을 하면 얼굴이 창백해 보이고 눈꺼풀을 뒤집어 보거나 손톱이나 손바닥을 보면 핏기가 적다. 빈혈이라는 것은 혈중의 헤모글로빈 수치가 낮다는 것이고, 헤모글로빈치가 낮으면 조직으로의 산소 공급이 부족해져 여러 증상이 발생하는 것이다. 심장이 빨리 뛰며 심장 박동을 느끼는 경우도 많다.

만성 콩팥병 환자의 빈혈 치료가 중요한 이유 중 하나는 심한 빈혈이 지속되면 심장에 나쁜 영향을 끼치기 때문이다. 심한 빈혈이 장기간 지속되면 좌심실 비대가 오고 궁극적으로는 울혈성 심부전이 합병된다. 빈혈로 인한 심부전은 고심박출량 심부전이라고 한다. 만성 콩팥병 환자에게 빈혈이 생기는 데는 에리스로포이에틴이라는 조혈 호르몬 부족이 큰 역할을 하는데, 이 호르몬제를 보충하면 빈혈이 호전되고 빈혈의 제반 증상과 심장 관련 합병증도 좋아진다.

어지럼증의 주원인은 빈혈보다는 몸의 평형 유지에 관계하는 기관에 이상이 생긴 것이다. 관련이 있는 두 가지 대표적인 기관은 귀의 내이(內耳)와 소뇌이다. 우선 내이의 경우 이석(耳石)이 있거나 메니에르병이 있을 때 어지럽다. 이석증이 있으면 이석이 내이의 세반고리관에서 돌아다니며 어지럼증을 유발한다. 대개 머리를 한 방향으로 갑자기 움직일 때 순간적으로 어지럼증과 구토 증상이 오고 머리를 가만히 두면 이런 증상이 바로 사라진다. 메니에르병은 일반인에게는 생소한 병일 수 있는데, 쉽게 표현하면 달팽이관 고혈압이라고 할 수 있다. 즉 내이의 달팽이관에 있는 내림프액의 압력이 높아져서 잘 안 들리게 되고 어지럼증을 느끼는 질환이다.

내이 이상만큼 흔하지는 않으나 머리의 소뇌에 이상이 생겼을 때도 어지럼증을 많이 느낀다. 소뇌는 몸의 균형을 담당하는 귀의 전정기관과 형제 관계라고 할 수 있다.

간혹 앉아 있거나 누워 있다가 일어날 때 순간적으로 머리가 핑 돌고 눈앞이 깜깜해지면서 몸의 균형을 잠시 잃는 경우가 있다. 이는 빈혈이나 몸의 평형기관 이상에 따른 증상이 아니다. 기립 저혈압으로 인해 나타나는 증상이다. 즉 앉아 있다가 일어나면 교감신경계가 작용하여 즉각적으로 뇌에 혈액 공급이 되어야 하는데 이 작용이 일시적으로 지연될 때 나타나는 증상이다. 혈압약중에 알파 아드레날린 수용체 길항제 같은 혈압약은 기립 저혈압을 자주 일으키므로 혈압약을 먹고 있는 사람은 본 약제 복용 여부를 확인해 보는 것이 중요하다.

요약하면, 어지러울 때는 빈혈을 생각하기보다는 기립 저혈압이나 귀의 이석증 혹은 메니에르병이나 소뇌의 이상 여부를 살펴보는 것이 우선이다.

갑상샘과 부갑상샘 그리고 콩팥

하나는 기능 저하, 하나는 기능 항진

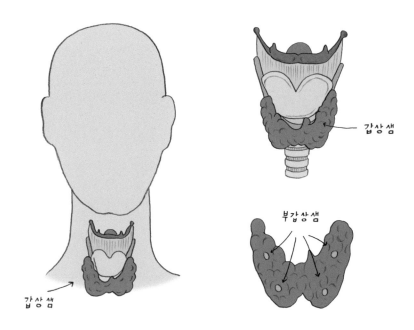

갑상샘

부갑상샘

갑상샘

만성 콩팥병 환자는 갑상샘저하증일 때 나타나는 증상을 보이는 경우가 많다. 추위를 잘 못 참고 얼굴이 건조하고 부석부석하며 변비도 흔하다. 이때 갑상샘 기능 검사를 해 보면 언뜻 갑상샘 기능이 저하된 것처럼 보인다. 이런 결과를 잘못 해석하여 갑상샘 호르몬을 투여하기도 한다. 이는 잘못된 진단이고 처치이다.

갑상샘(甲狀腺)과 부갑상샘(副甲狀腺)은 이름은 비슷하나 하는 일은 완전히 다르다. 일반적으로 '부(副)'자는 보좌하는 기능을 하는 사람이나 직위 정도를 의미하는 접두사이지만 여기에는 해당하지 않는다. 둘 다 내분비기관이지만 갑상샘은 갑상샘 호르몬을 분비하고 부갑상샘은 부갑상샘 호르몬을 분비한다. 갑상샘은 목 한가운데에 뾰쪽하게 튀어나온 뼈의 아래쪽에 위치하는 나비 모양 기관인데, 이 갑상샘의 뒤에 숨어 있는(?) 상하좌우 네 개의 작은 적갈색 조직이 부갑상샘이다. 신장(腎臟)과 부신(副腎, 곁콩팥)의 관계와도 비슷하다.

만성 콩팥병 환자는 갑상샘저하증일 때 나타나는 증상을 보이는 경우가 많다. 추위를 잘 못 참고 얼굴이 건조하고 부석부석하며 변비도 흔하다. 이때 갑상샘 기능 검사를 해 보면 언뜻 갑상샘 기능이 저하된 것처럼 보인다. 갑상샘 호르몬인 트리아이오딘티로닌(triiodothyronine, T3)이 낮은 경우가 많기 때문이다. 그렇지만 유리티록신(free thyroxine, fT4)과 갑상샘자극호르몬(thyroid stimulating hormone, TSH)은 정상이다. 이런 결과를 잘못 해석하면 갑상샘 기능이 저하된 것으로 판단하여 불필요한 갑상샘 호르몬을 잘못 투여하기도 한다. 이는 잘못된 진단이고 처치이다. 만성 콩팥병 환자의 총 T3가 낮은 것은 갑상샘 기능 저하에 따른 것이 아니라 만성 질환이나 요독증에서 흔히 보일 수 있는 이상 소견이기 때문이다. 만약 갑상샘기능저하증이 있는 것이라면 갑상샘 호르몬인 총 T3 외에 fT4도 낮아야 하고 TSH는 높게 나타나야 한다. 갑상샘기능저하증에서 TSH가 높은 이유는 갑상샘의 호르몬 생성과 분비가 적기 때문에 이를 늘리기 위해 분비가 증가하는 것이다.

갑상샘과 달리 부갑상샘은 만성 콩팥병이 있을 때 기능이 항진되는 경우가 많다. 호르몬 검사를 해 보면 부갑상샘호르몬(parathyroid hormone, PTH) 수치가 높게 나타난다. 부갑상샘호르몬은 파골세포를 증가시키고 활성화하여 뼈 흡수를 촉진하고, 뼛속의 칼슘을 혈액으로 방출하여 혈중 칼슘 농도를 상승시키는 작용을 한다. 만성 콩팥병의 합병증인 '신성골이영양증'의 원흉(?)이라고 할 수 있다.

만성 콩팥병 환자의 부갑상샘 기능 항진은 콩팥을 통한 인 배설의 감소로부터 시작된다. 그 결과로 고인산혈증과 저칼슘혈증이 순차적으로 일어나고 비타민 D가 활성화되지 못하는데 이 모든 것이 부갑상샘기능항진증을 일으킨다.

만성 콩팥병 환자의 뼈를 보호하려면 부갑상샘기능항진증을 예방하여야 한다. 이를 위해서는 인의 섭취를 줄이고 인결합제를 복용하여 고인산혈증이 발생하지 않도록 하는 것이 중요하다. 필요에 따라 비타민 D 또는 부갑상샘 호르몬 분비 억제제를 복용한다. 하나 주의할 점은 부갑상샘을 과도하게 억제하여 PTH 수치가 너무 많이 떨어지면 뼈가 무기력 상태에 빠지는 골무력증이 생길 위험이 있다는 것이다. 그러므로 과도한 부갑상샘 기능 억제는 피해야 한다. 이러한 골무력증은 나이가 많은 당뇨병 환자, 특히 복막 투석 환자에게서 주로 발생한다.

만성 콩팥병과 소양증

온몸이 가려울 때는 어떻게 해야 하나?

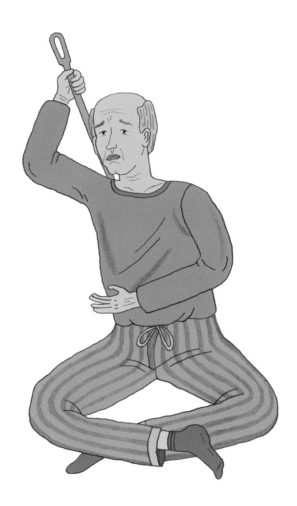

가려움증은 피부 질환의 가장 흔한 증상이지만 피부 질환이 없어도 나타날 수 있다. 만성 콩팥병이 그 대표적인 원인 중 하나이다. 가려움증은 요독증 환자의 체내에 축적된 노폐물이 일으키는 전신 염증 반응의 하나이다.

효자손은 손이 잘 닿지 않는 등 같은 부위가 가려울 때 긁을 수 있게 대나무 끝을 손가락처럼 구부려서 만든 물건이다. 그렇지만 긁는 습관은 버리는 것이 좋다. 물론 가려우니 긁는 것이고 긁으면 당장에는 시원하겠으나 이후 더 가려워지기 때문이다. 심하게 긁거나 문지르는 경우엔 피부에 상처가 날 수 있고, 반복적으로 비비거나 긁으면 색소가 침착될 수도 있다.

가려움증의 원인을 찾고 치료하는 것이 중요하며 더불어 증상에 대한 일반적인 치료도 필요하다. 우선 가려움증은 건조하거나 실내 온도가 높으면 더 심해진다. 그러므로 옷은 가볍고 얇게 입는 것이 좋다. 샤워 후 몸이 건조해지기 전에 보습제를 발라 주어서 피부가 건조하지 않게 한다. 그리고 너무 자주 씻거나 때를 세게 밀거나 과도한 비누 사용은 피하는 것이 좋다.

칼라민(calamine) 로션이나 멘톨 로션으로 피부를 시원하게 하는 것도 도움이 된다. 진통 작용이 있는 크라목신 크림과 캡사이신 크림 등 국소 크림도 가려움증을 완화해 준다. 스테로이드 성분의 연고를 국소 도포하면 염증이나 만성적으로 두꺼워진 피부의 가려움증에 효과적일 수 있다.

경구 약제로는 항히스타민제가 가려움증에 도움이 된다. 최근의 2세대 항히스타민제는 뇌혈관 장벽을 통과하지 않아서 졸음 등의 부작용이 적어 많이 사용되고 있다. 항히스타민제로 효과가 없을 때는 프레가발린이나 가바펜틴과 같은 신경병증에 사용하는 약을 써 볼 수 있다. 졸로프트(성분명 설트랄린)라는 항우울제나 싱귤레어(성분명 몬테루카스트)라는 약제도 치료에 잘 반응하지 않는 가려움증에 효과적일 수 있다. 이러한 여러 약제에도 효과가 없을 때는 중파장 자외선(UVB) 치료가 도움이 될 수 있다. 최근 개발된 신경전달물질 수용체에 작용하는 레밋치(성분명 날푸라핀)라는 약제가 난치성 소양증 개선에 효과가 큰 것으로 알려져 있는데, 아직은 건강보험 급여가 되지 않고 고가라는 단점이 있다.

가려움증은 피부 질환의 가장 흔한 증상이지만 피부 질환이 없어도 나타날 수 있다. 만성 콩팥병이 그 대표적인 원인 중 하나이다. 한 연구에 따르면 투석 환자의 절반 이상이 가려움증을 느끼며, 5명 중 1명은 극심한 소양증으로 고통받는다. 가려움증은 요독증 환자의 체내에 축적된 노폐물이 일으키는 전신 염증 반응의 하나이다. 투석 환자의 가려움증을 줄이려면 우선 투석을 열심히 하는 것이 가장 중요하다. 아울러 적극적이고 효율적인 투석 치료가 필요하다. 투석 시간을 늘리고, 혈류 속도를 높인다. 저유량 투석막은 고유량 투석막으로, 단순 혈액투석은 혈액여과투석으로 전환하는 것이 도움이 된다. 다음으로 인결합제를 적절히 복용하여 고인산혈증을 예방하고 부갑상샘기능항진증을 조절한다. 부갑상샘기능항진증은 소양증 이외에도 뼈 문제나 혈관 석회화 등 여러 합병증을 유발할 수 있다. 물론 앞서 기술한 대로 가려움증에 대한 일반적인 관리를 병행하는 것은 기본이다.

요독성 소양증은 단순히 가려움을 유발하는 문제뿐만 아니라 그로 인한 수면 부족, 우울감 등 삶의 질 전체에 영향을 미치므로 적극적인 치료가 중요하다.

제3장

주요 콩팥병

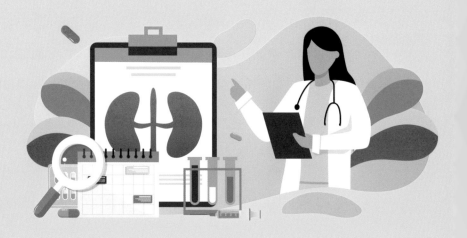

발병 속도와 콩팥병

급성 콩팥병과 만성 콩팥병

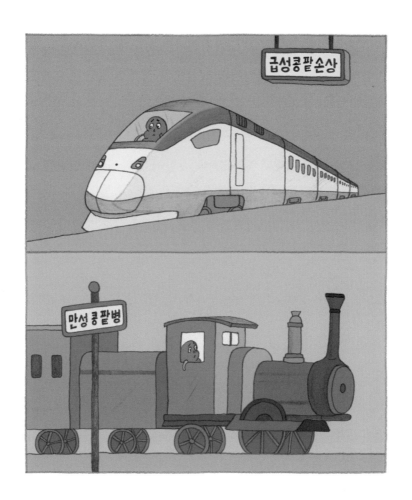

신부전은 급성 콩팥 손상과 만성 콩팥병으로 구분된다. 급성 콩팥 손상이란 말 그대로 갑자기 콩팥 손상이 일어나서 콩팥 기능이 수 시간에서 수일 만에 급격히 상실되는 것을 말한다. 만성 콩팥병은 당뇨병이나 고혈압의 합병증 또는 만성 신염의 결과로 발생한다. 콩팥 기능도 수개월에서 수년에 걸쳐 단계적으로 서서히 상실된다.

필자는 지난 명절에 부지런히 표를 구해 KTX 열차를 타고 고향에 다녀왔다. 자가용으로 가면 최소 4시간, 막히면 최장 10시간도 넘게 걸리는데 급행열차를 타니 정확히 2시간이 걸렸다. 급행열차가 있듯이 완행열차도 있다. 완행열차는 천천히 가는 데다가 여기저기 정차하는 관계로 시간이 오래 걸리지만, 비용이 저렴하고 이것저것 생각할 수 있는 여유도 준다. 각각 장단점이 있는 것이다.

질병에도 급성(急性) 질환과 만성(慢性) 질환이 있다. 급성 질환은 갑자기 생기거나 악화되는 병이고, 만성 질환은 갑작스러운 증상 없이 서서히 발병하여 치료와 치유에도 오랜 시간이 필요한 질환을 통틀어 이르는 말이다. 어떤 차이가 있는지 알아보자.

신부전은 급성 콩팥 손상과 만성 콩팥병으로 구분된다. 급성 콩팥 손상이란 말 그대로 갑자기 콩팥 손상이 일어나서 콩팥 기능이 수 시간에서 수일 만에 급격히 상실되는 것을 말한다. 잘 나오던 소변이 갑자기 하루에 $400\,m\ell$ 미만으로 줄고, 급격히 노폐물이 축적되어 고질소혈증이 일어나고, 체액 및 전해질 균형 이상이 돌발한다. 대개 콩팥에 독성이 있는 약제나 조영제 등에 노출되거나 심한 탈수나 출혈이 있을 때 발병한다. 반면 만성 콩팥병은 당뇨병이나 고혈압의 합병증 또는 만성 신염의 결과로 발생한다. 콩팥 손상이 서서히 진행되어 콩팥 기능도 수개월에서 수년에 걸쳐 단계적으로 서서히 상실되며 노폐물 축적이나 체액 및 전해질 이상도 서서히 일어난다.

증상에도 차이가 난다. 급성 콩팥 손상은 소변량이 확 줄고 콩팥 기능의 급격한 감소에 따른 여러 장기의 심한 이상 증상이 뚜렷이 나타난다. 폐부종으로 호흡 곤란이 심해지거나 심한 고칼륨혈증이 오기도 하고 요독증으로 의식 소실, 경련 등이 발생하기도 한다. 심할 경우 사망할 수도 있다. 반면 만성 콩팥병은 콩팥 기능이 서서히 감소하기 때문에 초기에는 기운이 없다거나 쉽게 피로하고 밥맛이 없는 등 증상이 애매하다. 그렇다 보니 콩팥병이 있다는 것을 모르고 조기에 병원을 찾지 않아서 진단이 늦어지는 경우가 많다.

치료도 다르다. 급성 콩팥 손상은 발생 원인에 맞춰 조속한 응급 치료를 해야 한다. 특히 갑작스럽게 발생한 심한 폐부종 및 고칼륨혈증과 같은 전해질 불균형은 신속히 해결해야 한다. 잘 해결되지 않으면 즉각 투석해야 한다. 반면 만성 콩팥병은 서서히 진행되는 만큼 콩팥병 진행 단계에 맞추어서 원인 질환 치료, 콩팥병 진행 억제, 만성 합병증 관리 등을 적절히 시행하여야 한다.

급성 콩팥 손상의 경우 심하면 사망할 수도 있으나 콩팥 손상의 원인을 제거하고 잘 관리하여 위기를 넘기면 90% 정도는 완전히 회복된다. 5~10% 정도는 만성 콩팥병으로 진행하기도 한다. 만성 콩팥병은 치료해도 시기를 놓치면 콩팥 기능이 정상으로 회복되지는 못하고 서서히 병이 진행되어 결국 말기 신부전에 이르는 경우가 많다. 종국에는 투석이나 콩팥 이식과 같은 신대체요법을 받아야 한다.

급성 콩팥병

콩팥이 한번 나빠지면 영원히 회복 불가능한가?

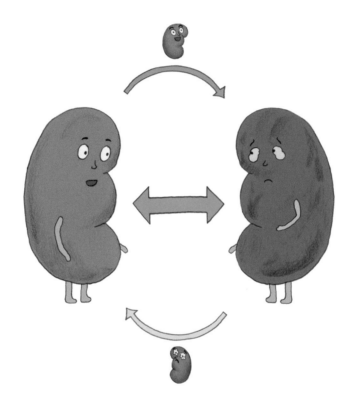

급성 콩팥 손상 환자는 위기를 잘 관리하여 고비를 넘기면 대부분 정상으로 회복된다. 그러나 드물기는 하지만 일부는 장기간의 투석 치료가 필요한 상태로 진행될 수도 있다. 보통 최대 3개월 이내에 콩팥 기능이 회복되지 못하면 영구적으로 투석 치료를 해야 하는 경우가 많다.

신장내과 외래 진료를 보다 보면 "내 콩팥은 언제쯤 좋아질까요?"라는 질문을 자주 받는다. 필자의 답변은 항상 비슷하다. 첫 번째는 "선생님의 콩팥 기능은 나이로 미루어 볼 때 현재 수준을 유지하는 것이 최선의 길이고, 지금처럼 유지된다면 살아 계시는 동안 별다른 문제가 없을 것입니다."라는 답변이다. 이런 분들은 만성 콩팥병에 해당하는 분들이다. 반면 "지금부터 치료를 잘 받으면 충분히 정상 수준으로 돌아갈 수 있습니다."라고 답할 때도 있는데, 이런 분들은 급성 콩팥 손상에 해당하는 분들이다. 종종 수년 동안 병원에 다니고 있는 만성 콩팥병 환자에게도 갑자기 급성 콩팥 손상이 발생할 수 있다. 급성 콩팥 손상에 대해 알아보자.

40세 남성이 지난 나흘간 고열과 복통에 시달리고 하루 7회 정도 설사를 하였으며, 식사를 거의 하지 못했고, 갈증이 심하였으며 혀와 입안이 바짝 말라 있었다. 아침부터 소변량이 점점 줄기 시작했고 응급실에 오기 전부터 약간의 호흡곤란이 있었다. 고혈압, 당뇨병, 간염, 수술 또는 입원 병력은 없었고, 최근 복용 중인 약물도 없었다. 이 환자는 심한 설사로 탈수가 발생해 콩팥 기능이 나빠져 소변량이 갑자기 감소한 급성 콩팥 손상 환자이다.

급성 콩팥 손상이란 수 시간에서 수일에 걸쳐 갑작스럽게 콩팥 기능이 나빠진 것을 말한다. 급성 콩팥 손상은 대부분 회복되지만, 일부 환자는 완전히 그 기능을 회복하지 못하고 만성 콩팥병으로 진행될 수도 있다. 원인은 다양하며 콩팥으로 가는 혈류가 줄어들었거나 콩팥에 직접적인 손상이 있을 때 또는 콩팥에서 나오는 소변이 막혔을 때 발생할 수 있다.

그 원인을 좀 더 자세히 살펴보면 첫째, 최근 잘 먹지 못했거나 설사, 구토, 출혈 등으로 체액량이 감소한 경우, 둘째, 심장마비 혹은 심각한 감염이 갑자기 합병된 경우, 셋째, 비스테로이드성 소염제 계열의 진통제나 한약, 건강 보조제와 같이 콩팥에 직접적인 손상을 줄 수 있는 약제를 복용한 경우, 넷째, CT나 MRI 등 각종 영상학적 검사에 쓰이는 조영제를 사용한 경우 등에 급성 콩팥 손상이 발생할 수 있다. 실제로 임상 현장에서 보는 급성 콩팥 손상의 원인은 이 네 가지 경우가 대부분이다. 원인을 제거하고 그에 맞추어 치료하면 회복할 수 있다.

다음과 같은 환자는 정상인보다 급성 콩팥 손상이 생길 위험성이 높으므로 각별한 주의가 필요하다. 당뇨병 환자, 만성 콩팥병 환자, 심혈관계 도자술을 받거나 심장 질환을 치료하는 데 쓰는 여러 약제를 복용한 환자, 개흉 수술을 받은 환자, 심부전 환자, 간 질환 환자, 고령의 노인 등이 이에 해당한다.

급성 콩팥 손상의 경우 대부분 특별한 증상이 없으며 혈중 요소 질소(BUN)나 크레아티닌 농도 상승 등의 검사실 이상 소견을 통해 진단될 때가 많다. 소변량도 콩팥 기능을 가늠할 수 있는 중요한 지표가 되는데, 급성 콩팥 손상이 발생하면 소변량이 평소보다 줄어들며 부종이 발생하는 경우가 많다. 그러나 소변량의 변화가 없을 때도 있다. 콩팥이 효과적으로 노폐물을 제거하지 못하므로 콩팥이 손상되면 노폐물과 수분이 축적되어 요독 증상이나 체액량 과다로 부종이 생길 수 있다. 그 외에도 고칼륨혈증, 대사성 산증 등의 합병증이 발생할 수 있다.

급성 콩팥 손상의 치료는 그 원인과 중증도 정도에 따라 다르다. 우선 콩팥 기능이 제대로 회복되려면 빨리 콩팥 손상의 원인을 찾아 교정하는 것이 중요하다. 급성 콩팥 손상의 정도가 심각한 경우 체내 노폐물과 수분을 제거하기 위해 또는 생명을 위협하는 심한 고칼륨혈증이나 대사성 산증이 발생한 경우에는 일시적으로 투석 치료가 필요할 수도 있다.

급성 콩팥 손상 환자는 위기를 잘 관리하여 고비를 넘기면 대부분 정상으로 회복된다. 그러나 드물기는 하지만 일부는 장기간의 투석 치료가 필요한 상태로 진행될 수도 있다. 보통 최대 3개월 이내에 콩팥 기능이 회복되지 못하면 영구적으로 투석 치료를 해야 하는 경우가 많다. 콩팥 기능이 회복된 후에도 신장내과 전문의의 꾸준한 추적 관찰 치료가 필요한데, 이는 급성 콩팥 손상에서 만성 콩팥병으로 진행될 가능성이 있기 때문이다. 급성 콩팥 손상은 조기에 발견하여 치료 가능한 원인을 교정한다면 대부분 완전히 회복될 수 있다.

만성에 겹친 급성 콩팥병

어느 날 갑자기 콩팥이 나빠졌다면?

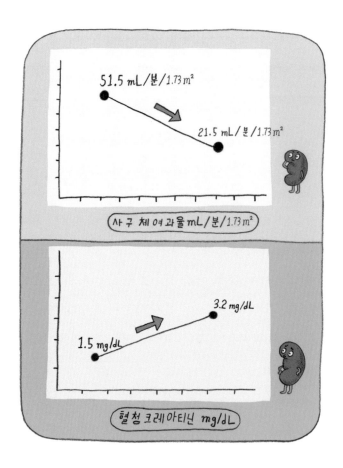

콩팥 기능이 갑자기 악화되는 가장 흔한 원인 중 하나는 콩팥에 독성이 있는 약제나 조영제 등에 노출된 경우이다. 또 다른 원인은 심한 설사나 구토 등으로 탈수가 온 경우이다.

2개월마다 정기적으로 경과를 관찰하고 치료를 받는 만성 콩팥병 환자인 56세 남성 A씨가 병원을 찾았다. 콩팥 기능 검사 결과를 보니 혈청 크레아티닌 수치가 3.2㎎/㎗였다. 사구체여과율을 계산해 보니 21.5㎖/분/1.73㎡로 만성 콩팥병 제4기에 해당하였다. 환자의 지난번 혈청 크레아티닌 수치는 1.5㎎/㎗였고 사구체여과율은 51.5㎖/분/1.73㎡였으니 콩팥 기능이 갑자기 확 저하된 것이다. 이 환자에게는 무슨 일이 있었고 앞으로 어떻게 하여야 할까?

만성 콩팥병 환자는 환자의 상태나 원인 질환에 따라 다르기는 하지만 대개 1~3개월에 한 번씩 경과 관찰을 받는다. 외래에서 혈압도 체크하고 콩팥 기능 검사도 한다. 이때 가장 역점을 두어 보는 검사 결과 중 하나가 혈청 크레아티닌 수치이다. 이 사례에서 A씨는 혈청 크레아티닌 수치가 갑자기 2배 이상 올라갔다. 이는 만성 콩팥병에 급성 콩팥 손상이 겹친 경우로, 갑자기 나빠진 원인을 찾아 해결해야 한다. 환자가 가지고 있던 기저 질환은 이렇게 갑자기 악화되지 않는다. 분명 다른 이유가 있다고 보아야 한다. 물론 기존에 있던 신염에 '급속진행성 사구체신염'이라는 특수한 형태의 신염이 합병되면 콩팥 기능이 갑작스럽게 악화될 수 있기는 하다.

콩팥 기능이 갑자기 악화되는 가장 흔한 원인 중 하나는 콩팥에 독성이 있는 약제나 조영제 등에 노출된 경우이다. 콩팥에 독성이 있는 대표적인 약제로는 일부 항생제와 항암제가 주로 지목되나 필자가 보기에는 진통제가 가장 흔히 접하는 콩팥 독성 물질이다. 필자는 외래 환자 진료 시 콩팥 기능이 지난번

보다 나빠진 환자의 경우 꼭 진통제 복용 여부를 확인한다.

또 다른 원인은 심한 설사나 구토 등으로 탈수가 온 경우이다. 특히 탈수가 심하고 오래갈 때는 콩팥에 허혈성 손상이 오는데 회복도 그만큼 더디므로 잘 관리해야 한다. 탈수가 심하지 않을 때는 수액을 공급하면 바로 콩팥 기능이 회복된다.

그리고 콩팥에서 소변이 잘 만들어지더라도 소변이 제대로 배출되지 못하고 콩팥에 고여서 콩팥 내부 압력이 높아지면 콩팥이 손상된다. 요관이 막히거나 방광이 제대로 수축하지 못하는 요로 폐색의 경우가 이에 해당하며, 막힌 원인을 해결하여야 한다. 이 외에 혈압이 갑자기 급격히 올라가는 가속성 또는 악성 고혈압이나 요로감염증도 콩팥 기능이 갑작스럽게 악화되는 원인이다.

일반적으로 만성 콩팥병은 조기에 발견하지 못하면 치료를 한다 해도 콩팥 기능이 완전히 정상으로 회복되지는 못하고 서서히 나빠져 종국에는 말기 신부전에 빠지는 경우가 많다. 하지만 만성 콩팥병에 위에 열거한 원인들이 겹쳐져서 갑자기 콩팥 기능이 악화된 경우에는 그 원인을 찾아 신속히 제거하거나 교정하면 악화되기 전 단계까지는 바로 회복되므로 원인을 찾는 노력과 함께 치료에 집중하여야 한다.

만성 콩팥병

만성 콩팥병과 만성 신부전은 다른 질병인가?

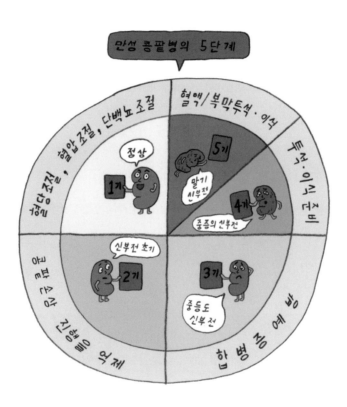

만성 콩팥병은 콩팥이 수개월에서 수년에 걸쳐 여러 단계를 거치면서 서서히 망가지다가 종국에는 말기 신부전에 빠지게 되는 무서운 질병이다. 만성 콩팥병은 콩팥 기능 감소 정도에 따라 5단계로 구분한다. 단계별로 치료에 있어 역점을 두어야 하는 점이 다르다.

만성 콩팥병은 콩팥이 수개월에서 수년에 걸쳐 여러 단계를 거치면서 서서히 망가지다가 종국에는 말기 신부전에 빠지게 되는 무서운 질병이다. 과거 필자가 전공의였을 때는 '만성 신부전'이라고 불렸는데 이후 개명된 것이다. 신부전의 '부전(failure)'이라는 말은 콩팥이 완전히 망가졌음을 의미할 수 있기에 콩팥 기능이 서서히 망가지는 만성 콩팥병의 경우에는 일부만 망가진 초기와 중기 단계의 콩팥병까지 신부전이라고 하는 것이 적절치 않을 수 있다는 점이 반영된 것으로 보인다.

만성 콩팥병이란 '혈뇨나 단백뇨 등 콩팥 손상의 증거가 3개월 이상 존재하거나, 3개월 이상 콩팥 기능이 정상 수준의 절반 이상으로 떨어져 있는 두 가지 경우'를 말한다. 만성 콩팥병을 일으키는 3대 원인 질환은 당뇨병, 고혈압, 만성 사구체신염이다.

이 중 가장 흔한 원인은 당뇨병이다. 혈당이 높으면 혈관에 때가 끼듯이 사구체 등 콩팥의 미세혈관에도 비정상적인 물질들이 쌓이게 되어 콩팥병을 일으킨다. 당뇨병 환자 3~4명 중 1명꼴로 콩팥병이 합병되고 결국에는 말기 신부전에 도달한다. 투석 중인 말기 신부전 환자의 절반가량이 당뇨병 환자이다. 다음으로 흔한 원인은 고혈압이다. 고혈압 환자의 혈압이 높으면 미세혈관으로 이루어진 콩팥 내 사구체의 혈압도 오른다. 사구체의 미세혈관에 가해지는 압력이 증가하면서 사구체가 손상을 받게 된다. 고혈압 환자 5명 중 1명꼴로 만성 콩팥병이 합병된다.

만성 콩팥병은 만성병의 특성상 장기간에 걸쳐 서서히 콩팥 기능이 감소하므로 콩팥 기능이 정상의 절반 수준까지 감소하더라도 뚜렷한 증상을 보이지 않는다. 대개 그저 조금 피곤하다거나 기운이 없고 밥맛이 없는 정도여서 환자 대부분은 콩팥병이 있다는 것을 모르고 지낸다. 그렇지만 잘 살펴보면 만성 콩팥병을 의심할 수 있는 증상은 있다. 단백뇨를 의미하는 거품뇨, 혈뇨에 의한 소변 색깔의 변화, 소변을 자주 보거나 자다가 일어나서 소변을 보는 야간 빈뇨, 부종이나 몸무게 증가 등이 그것이다. 이렇듯 만성 콩팥병은 증상이 애매하여 정기 검사를 통한 조기 진단이 중요하다. 조기에 진단하여 적절히 관리하면 진행을 저지할 수 있기 때문이다.

만성 콩팥병은 콩팥 기능 감소 정도에 따라 5단계로 구분한다. 단계별로 치료에 있어 역점을 두어야 하는 점이 다르다. 초기에는 당뇨병이나 고혈압과 같은 원인 질환을 세심하고 철저하게 관리해야 한다. 즉 혈당을 낮추고 혈압을 정상으로 유지하고 단백뇨를 줄이는 데 역점을 둔다. 콩팥병이 발생한 다음에는 콩팥병의 진행을 억제하여 콩팥 기능이 더 이상 악화되지 않도록 해야 한다. 콩팥병 정착 단계에서는 콩팥병으로 인한 우리 몸의 합병증을 예방하는 데 중점을 둔다. 이러한 치료에도 불구하고 콩팥병이 계속 진행되어 마지막 단계인 말기 신부전에 도달하면 투석이나 이식을 하여야 한다. 말기의 전 단계인 4단계에서는 투석이나 이식을 준비한다.

우리 몸 경화증의 정체

콩팥이 딱딱해지는 경화증은 왜 일어날까?

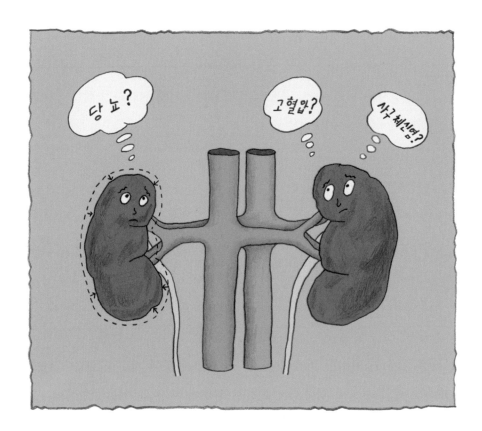

콩팥경화증은 기저 원인 질환에 의해 시작된다. 당뇨병, 고혈압, 사구체신염 등 원인 질환에 따라 각기 다른 메커니즘으로 콩팥을 침범하면서 일차적인 손상이 일어난다. 콩팥의 이차적 손상은 궁극적으로 사구체경화증으로 귀결된다. 이차적 손상이 진행되는 메커니즘은 일차적 손상과는 달리 대부분 동일하다.

말기 신부전 상태의 콩팥은 쪼그라들어 작아져 있다. 정상 콩팥보다 크기가 작아져 있다는 점은 말기 신부전을 진단하는 핵심 요소 중 하나다. 즉 초음파 검사로 콩팥 길이를 재어서 정상 콩팥의 크기(10~12㎝)보다 2㎝ 이상 작아져 있으면 말기 신부전으로 진단한다.

말기 신부전 환자의 콩팥은 작을 뿐만 아니라 말랑말랑하지 않고 단단하게 굳어져 있다. 이를 경화(硬化)되어 있다고 표현한다. 간경변증에서 간이 쪼그라들어 작고 단단하게 굳어져 있는 것과 비슷하다. 동맥벽이 두꺼워지고 딱딱하게 굳어서 혈관이 좁아지고 탄력을 잃은 상태를 말하는 동맥경화증도 마찬가지이다. 장기의 경화증은 장기가 굳어 딱딱해지는 것이다. 간이 굳으면 간경변증, 동맥이 굳으면 동맥경화증, 온몸이 굳으면 전신경화증이라고 하듯이 콩팥의 사구체가 굳으면 사구체경화증이라고 한다.

콩팥경화증(콩팥굳음증)은 기저 원인 질환에 의해 시작된다. 당뇨병, 고혈압, 사구체신염 등 원인 질환에 따라 각기 다른 메커니즘으로 콩팥을 침범하면서 일차적인 손상이 일어난다. 당뇨병은 고혈당으로 인해, 고혈압은 높은 혈압으로 인해 그리고 사구체신염은 면역학적 메커니즘에 의해 콩팥이 일부분 망가지기 시작한다. 그러므로 초기 단계에서는 각각의 원인 질환을 잘 관리해서 콩팥의 일차적인 손상이 시작되지 않도록 예방하는 것이 중요하다.

콩팥의 이차적 손상은 궁극적으로 사구체경화증으로 귀결된다. 이차적 손상이 진행되는 메커니즘은 일차적 손상과는 달리 대부분 동일하다. 즉 일차 콩팥 손상으로 일부 콩팥 기능이 망가지면 살아남은 콩팥은 상실된 콩팥의 기능을 보상하기 위하여 더 열심히 일하게 된다. 그 결과 사구체로의 혈류가 증가하여 사구체 고혈압이 생기고 신원(콩팥단위)이 보상하는 차원에서 비대가 일어난다. 이때는 사구체 고혈압 예방과 치료 및 사구체 비대 억제가 치료의 관건이다. 그러나 신원의 비대는 끝내 콩팥경화증을 초래한다.

결국 말기 신부전에서의 콩팥경화증은 콩팥 손상에 따른 신원의 감소에 대하여 보상하고 적응하고자 열심히 노력한 결과라는 점에서 안타까운 종점이라고 할 수 있다. 단, 콩팥의 경화는 단번에 이루어지는 것이 아니라 오랜 기간 동안 서서히 단계를 거쳐 일어나는 변화라는 점에서 단계별로 맞춤형 대응이 필요하다.

여러 종류의 콩팥 염증

세균성 염증, 면역학적 염증 그리고 미세 염증

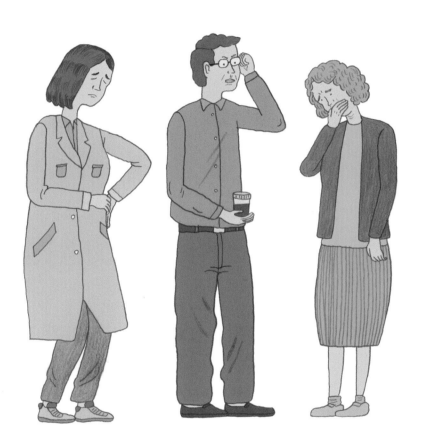

콩팥 염증에는 세균성 염증, 면역학적 염증 그리고 미세 염증
이 있다. 각각의 환자 예를 들면 다음과 같다. 첫 번째 환자는
전형적인 신우신염 환자이다. 두 번째 환자는 'IgA 신증'이라
는 콩팥의 사구체신염 환자이다. 세 번째 환자는 요독성 미세
염증 환자이다.

콩팥 염증에는 세균성(細菌性) 염증, 면역학적(免疫學的) 염증 그리고 미세(微細) 염증이 있다. 다음의 세 가지 사례를 통해 각각의 염증에 대해 간략히 살펴보자.

1. 35세 여성이 좌측 옆구리가 아프다고 병원에 왔다. 열을 재 보니 38.5℃였고 속이 매스껍다고 했다. 좌측 옆구리를 톡톡 치니 몹시 아프다고 했고 소변 검사에서 백혈구가 다수 발견되었다.

2. 42세 남성이 콜라 색 소변 때문에 병원에 왔다. 열이나 옆구리 통증은 없었다. 소변 검사에서 적혈구가 다수 발견되었고 콩팥 조직 검사에서는 사구체 한 부위에 면역복합체가 침착되어 있었다.

3. 65세 여성이 속이 매스껍다고 병원에 왔다. 당뇨병을 앓은 지 20년 이 되었다고 했다. 혈액 검사를 해 보니 혈당이 높은 것은 물론이고 혈청 크레아티닌 수치가 많이 올라가 있었다.

첫 번째 사례의 환자는 전형적인 신우신염 환자의 모습이다. 콩팥의 '신우'라는 부위에 세균성 염증이 생긴 병이다. 신우는 콩팥에서 만들어진 소변이 모이는 깔때기 모양의 공간으로, 요관을 통해 방광과 연결되므로 신우신염은 방광염의 연장선에서 오는 경우가 많다. 즉 방광에 있던 세균이 요관을 타고 콩팥 쪽으로 올라가서 생긴다.

방광염만 있을 때는 소변을 자주 보고, 소변을 봐도 시원치 않다거나 하는 배뇨와 관련된 증상만 보이는데, 신우신염이 합병되면 열이 나고 혈액 검사에서도 염증 반응 지표(C-반응성단백 등)의 수치가 높아진다. 주로 여성에게 발생하는데, 여성의 요도가 짧고 항문과 가까운 신체적 구조와 관련이 있으며 당연히 원인균도 대장균이 가장 흔하다. 일반 소변 검사와 소변 배양 검사 후 적절한 항생제를 복용하면 대부분 깨끗이 낫는다.

두 번째 사례의 환자는 'IgA 신증'이라는 콩팥의 사구체신염 환자이다. 우리를 더욱 괴롭히는 콩팥의 염증은 신우신염 같은 세균성 염증보다는 사구체신염 같은 면역학적 염증이다. 이름에 신염이 붙어 있다는 점은 같으나 염증의 정체는 완전히 다르다. 사구체라는 콩팥의 특수 구조물에 면역 물질이 침착하여 발생하는 염증성 질환이다. 사구체는 콩팥에서 혈액의 여과를 담당하는 모세혈관 뭉치이다. 사구체신염이 오면 사구체에서 혈액 여과 시 단백질이나 적혈구가 새어 나와서 혈뇨와 단백뇨를 보인다. 신우신염과 달리 열이 나거나 하지는 않는다. 종국에는 콩팥 기능이 감소하여 투석이나 이식을 받아야 하는 경우도 많다. 진단은 콩팥 조직 검사를 하여 사구체의 변화를 보아야 정확한 진단이 가능하다. 면역학적 기전으로 발생한 만큼 항생제가 아닌 면역억제제로 치료한다.

세 번째 사례의 환자는 요독성 미세 염증 환자이다. 요독증도 미세 염증 질환으로 간주한다. 즉 요독증은 미세한 전신적 염증 상태에 의해 영양부족 및 혈관 문제 등이 발생하는 것이다.

최근 염증의 정의는 많이 광역화되고 다양화되고 있다. 면역 시스템 이상으로 자신의 면역세포가 자기 세포나 조직을 공격하여 전신성 염증 반응을 일으키는 루푸스나 류머티즘성 관절염 같은 자가 면역 질환은 대표적인 전신 염증성 질환이다.

사구체신염

사구체신염은 어떻게 발생하고 진행되는가?

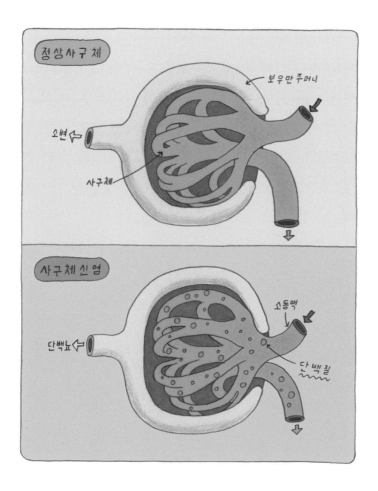

사구체신염은 대부분 면역학적인 염증 질환이다. 면역 조절 장애가 근본적 원인이다. 조절 장치와 처리 장치에 이상이 생기면 문제가 발생한다. 사멸되지 않은 항원이나 항체, 또 두 결합 물질들이 콩팥의 사구체들에 침착하게 되고 침착 물질들로 인해 이차적으로 일련의 사건들이 일어난다.

IgA 신증과 같은 사구체신염은 면역학적인 염증 질환이다. 면역 조절 장애가 근본적 원인이다. 우리 몸은 외부에서 세균이나 바이러스, 단백 물질 등 소위 '항원'이 몸 안으로 들어오면 이를 제거하기 위한 반응을 한다. 즉 림프구의 기억 세포나 조절 장치가 항원에 대한 항체를 만들고 그와 결합해서 처리 시설로 보내 사멸시키는 것이다. 그런데 이러한 조절 장치와 처리 장치에 이상이 생기면 문제가 발생한다. 사멸되지 않은 항원이나 항체, 또 두 결합 물질들이 콩팥의 사구체들에 침착하게 되고, 침착 물질들로 인해 이차적으로 일련의 사건들이 일어난다. 즉 백혈구가 몰려오고 염증 물질들(사이토카인, 성장 인자 등)을 분비하여 염증을 일으킨다. 사구체에서 이러한 염증 반응이 일어나는 것을 사구체신염이라고 한다.

이와 같은 면역과 염증 그리고 경화증의 일련의 과정은 일회성 면역 물질 공격으로 일어나기도 하지만, 대부분의 만성적인 사구체 질환에서는 이러한 면역 염증 반응이 지속적 또는 반복적으로 일어나는 것이 문제다. 그 배경에는 면역 반응을 조절하고 관장하는 면역 관련 유전 체계의 문제가 깔려 있다. 이런 유전 체계의 이상은 선천적이거나 또는 살아가면서 후천적으로 발생하기도 한다.

위의 초기 과정이 차단되면 조직의 손상 없이 깨끗이 나을 수 있다. 이때 치료의 핵심은 면역 물질들의 생산과 침착을 막고, 그로 인한 염증 반응을 없애는 것이다. 만약 그렇게 하지 못하면 염증이 장기화되어 사구체 손상이 심해지다가 굳어지는 경화증에 빠져 결국 제 기능을 잃어버리고 만다.

어떤 사구체 질환에서는 모든 사구체에서 동시에 이런 병리 현상이 진행되기도 하고, 어떤 질환에서는 일부 사구체에서만 일어난다. 그 과정에 이르면 다시는 정상으로 회복되지 못한다.

다음 단계에서는 살아남은 사구체들이 이미 죽은 사구체의 일까지 감당해야 하는 과부하, 즉 과여과가 일어나서 더욱더 빠른 속도로 악화된다. 이 단계에서의 치료는 과부하를 줄이기 위해 단백 식이와 소금 섭취를 줄이고 단백뇨를 줄이며 혈압, 특히 콩팥 고혈압을 조절하는 약물을 투여한다. 이러한 보존적 치료법으로 사구체신염의 진행을 더디게 할 수 있다.

사구체신염을 일으키는 이론적인 병리 현상들에 대해서는 지금까지 많은 연구가 이루어졌고 그 결과 치료법이 계속 발전해 왔다. 부작용이 적고 좀 더 선택적으로 작동하는 면역억제제가 계속해서 개발되었고 이식 치료에서는 그 효과가 탁월하다. 그러나 사구체 질환의 치료에서는 아직도 완전치 못하다. 현재로서는 초기 단계에서 적극적인 치료로 다스리는 것이 가장 바람직하다. 그러려면 조기 진단이 관건이다.

사구체신염

사구체신염은 치료하면 없어지는 병인가?

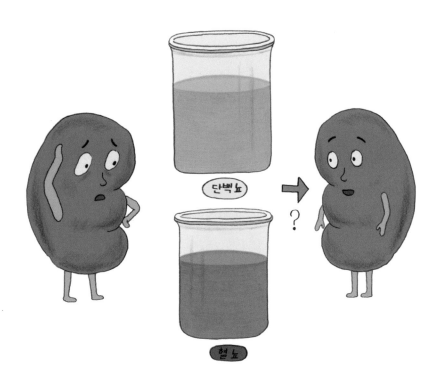

사구체신염은 한번 생기면 평생 치료가 필요한 경우도 있지만, 신장염의 종류에 따라 단백뇨가 정상으로 좋아지고 완화 상태가 되어 치료가 필요 없어지는 경우도 있다. 그러나 만성 사구체신염은 말기 신부전으로 진행될 수 있어서 평생 관리가 필요한 질환이다.

사구체신염을 앓고 있는 30세 여성 환자가 복용 중인 약을 평생 먹어야 하는지, 병이 완치되기는 하는지 궁금해하였다. 이 환자는 건강검진에서 단백뇨가 발견되어 병원을 찾아 콩팥 조직 검사를 한 결과 IgA 신증으로 진단되었으며 하루 0.7g의 단백뇨 소견을 보여 안지오텐신 II 수용체 차단제를 복용하고 있었다.

사구체신염은 콩팥의 사구체에 면역학적인 기제로 인한 염증이 발생하는 콩팥 질환이다. 콩팥의 사구체는 혈액을 걸러서 혈액의 독소는 내보내고 소변을 만드는 역할을 한다. 단백질과 같이 몸에 꼭 필요한 중요 물질은 소변으로 나가지 못하게 한다. 사구체신염이 생기면 사구체에 염증이 생겨서 단백뇨와 혈뇨를 일으키고 종국에는 콩팥이 제대로 기능하지 못하게 된다. 신장염이 악화되면 소변량 감소와 전신 부종, 고혈압 및 콩팥 기능 감소가 동반된다.

사구체신염은 다양한 원인으로 발생하며 진행 속도에 따라 급성과 만성으로 나눌 수 있다. 콩팥의 사구체가 빠르게 망가지는 것을 급속 진행성 사구체신염이라 하고, 서서히 망가지면 만성 사구체신염이라 한다. IgA 신증은 만성 사구체신염의 대표적인 질환이다. 혈뇨와 단백뇨 혹은 콩팥 기능 악화에 이르기까지 다양한 임상 양상을 보인다.

앞서 언급한 환자는 단백뇨 소견을 보였지만 혈뇨는 없었고 콩팥 기능과 혈압은 정상인 상태였다. 단백뇨의 치료는 단백뇨가 심하다면 스테로이드 등 면역 억제 치료가 필요하지만, 이 환자처럼 단백뇨가 심하지 않다면 단백뇨를 줄이는 혈압약인 안지오텐신 II 수용체 차단제만 투여한다. IgA 신증은 단백뇨가 지속되면 콩팥 기능이 악화되어 만성으로 진행될 수 있으므로 지속적인 치료와 관리가 필요하다. 사구체신염의 치료는 원인 질환에 따라서 보존적 치료부터 안지오텐신 II 수용체 차단제와 같은 단백뇨를 줄이는 혈압약 투여, 스테로이드 및 면역억제제 치료 등 다양한 치료법이 있다.

사구체신염의 치료에 따른 병 경과를 보면, 고혈압이나 당뇨병과 같이 한번 생기면 평생 치료가 필요한 경우도 있지만, 신장염의 종류에 따라서 단백뇨가 정상으로 좋아지고 완화 상태가 되어 치료가 필요 없어지는 경우도 있다.

급성 사구체신염은 치료하면 시간이 지남에 따라 대부분 회복된다. 예를 들어 급성 사구체신염 중 연쇄상구균 감염증에 의해 발생하는 신장염은 상기도 감염 후 혈뇨, 부종, 고혈압 등을 동반하며 발병하는데 이 경우에는 완치도 가능하다. 미세 변화 질환이라는 사구체신염도 단백뇨, 부종 등 콩팥증후군 양상을 보이는데 스테로이드 치료 후에 증상이 완화되고 이후에는 치료가 필요 없이 잘 유지되는 경우도 많다.

그러나 IgA 신증과 같은 만성 사구체신염은 혈뇨와 단백뇨 소견을 보이다가 종국에는 말기 신부전으로 진행될 수 있어서 평생 관리가 필요한 질환이다. 즉 사구체신염은 종류에 따라 완치되는 경우도 있지만, 혈뇨와 단백뇨가 심해지고 콩팥 기능이 악화되어 만성으로 진행되는 경우도 많기에 정확한 진단과 꾸준한 치료 및 관리가 필요하다.

고혈압과 만성 콩팥병

만성 콩팥병과 고혈압은 실과 바늘의 관계

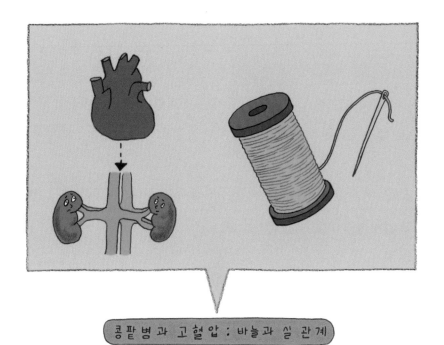

콩팥병과 고혈압 : 바늘과 실 관계

만성 콩팥병 환자의 고혈압은 콩팥병을 악화시킬 뿐 아니라
심장 합병증도 일으킨다. 고혈압도 더욱 엄격하게 관리해야
한다.

만성 콩팥병과 고혈압은 실과 바늘의 관계와 같다고 할 수 있다. 만성 콩팥병이 있으면 혈압이 올라가고, 혈압이 올라가면 콩팥 손상이 더욱 촉진된다. 또한 심장도 같이 망가뜨린다. 이런 점에서 콩팥과 심장은 고혈압의 공동 피해자이다.

만성 콩팥병 환자 중 절반이 넘는 환자에게 고혈압이 있다. 만성 콩팥병 단계가 올라갈수록 고혈압 유병률이 증가하며 혈액투석 환자의 고혈압 유병률은 80~90%에 달한다. 30세 이상 성인의 고혈압 유병률이 30%인 것과 비교하면 대단히 높다. 만성 콩팥병 환자의 고혈압은 이처럼 흔할 뿐 아니라 잘 조절되지도 않는다. 고도의 중증 고혈압이 있는 환자도 많다. 일반 용량의 혈압약으로는 혈압이 잘 조절되지 않는 경우가 많아 복용약의 용량을 늘리거나 다른 약을 추가해야만 한다.

또 다른 특징은 자율신경 장애로 기립 저혈압이 자주 나타난다는 것이다. 혈관 경직도 증가로 맥압(수축기 혈압과 이완기 혈압의 차)도 증가한다. 따라서 이완기 혈압을 65~70$mmHg$ 이하로 낮추면 관상동맥 혈류가 감소하여 허혈성 심질환이 증가하므로 주의해야 한다.

만성 콩팥병 환자의 고혈압은 콩팥을 더욱 망가뜨린다. 고혈압은 혈관 손상을 일으키는데 미세혈관 뭉치인 콩팥의 사구체에도 압력이 가해져서 손상이 일어나는 것이다. 이를 고혈압성 콩팥 질환이라고 한다. 혈압이 잘 조절되지 않으면 콩팥 손상이 가속화되어 조기에 말기 신부전에 이를 수도 있다. 고혈압성 콩팥 질환은 말기 신부전의 3대 원인 질환 중 2위를 차지한다. 우리나라 투석 환자 6~7명 중 1명은 고혈압을 적절히 치료받지 않아서 만성 콩팥병이 발생한 환자이다.

만성 콩팥병 환자의 고혈압은 콩팥병을 악화시킬 뿐 아니라 심장 합병증도 일으킨다. 고혈압은 좌심실 비대와 심부전, 죽상 동맥경화증과 허혈성 심질환, 뇌졸중과 같은 심뇌혈관 합병증을 잘 일으키는데, 이러한 합병증은 만성 콩팥병 환자의 주요 사망 원인이다. 철저한 혈압 관리와 함께 콩팥 검사뿐만 아니라 심전도 및 심초음파 검사 등을 통한 점검이 필요하다.

고혈압도 더욱 엄격하게 관리해야 한다. 일반인의 목표 혈압은 $140/90mmHg$ 이하지만 만성 콩팥병 고혈압 환자의 목표 혈압은 $130/80mmHg$ 이하이다. 더구나 단백뇨가 하루에 1g 이상이면 목표 혈압을 $125/75mmHg$로 더 낮추어야 한다.

만성 콩팥병 환자에게 우선 선택되는 혈압약은 안지오텐신 전환효소 억제제나 안지오텐신 II 수용체 차단제이다. 이들 약제를 우선으로 쓰는 이유는 혈압 조절은 물론 사구체 고혈압을 잘 조절하여 콩팥 손상을 억제하고 단백뇨를 감소시키며 심혈관 질환 예방에도 효과가 있기 때문이다. 또한 저염 식이와 함께 적절한 이뇨제 투여로 체액량을 조절하는 것이 도움이 된다.

만성 콩팥병과 고혈압 약

만성 콩팥병 환자에게 좋은 혈압약이 따로 있다

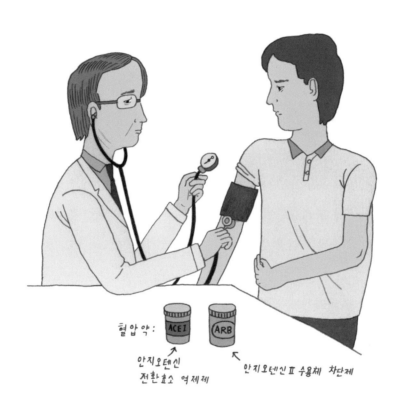

만성 콩팥병 환자에게 좋은 혈압약은 혈압을 낮추는 효과가 있어야 함은 물론이고 사구체 고혈압도 낮추어야 하며, 단백뇨를 줄이는 효과가 우수하여 궁극적으로는 콩팥 기능을 잘 보호하고 심혈관계 합병증 예방에도 효과가 있어야 한다.

콩팥은 체액량과 말초혈관 저항을 조정하여 혈압을 조절한다. 콩팥병이 발생하면 이러한 혈압 조절 메커니즘이 제대로 작동하지 못하므로 고혈압이 발생한다. 실제 콩팥병 환자의 고혈압 유병률은 60~80%로 일반인의 고혈압 유병률 30%에 비해 현저히 높다. 콩팥 기능이 감소할수록 고혈압 유병률은 더 높아지며 고혈압의 정도도 심해진다.

고혈압은 콩팥 손상을 촉진하여 콩팥 질환을 악화시키는데 이는 사구체 고혈압 발생과 관계가 있다. 수축기 혈압이 150$mmHg$를 초과하면 콩팥의 자가 조절 기전(renal auto-regulation)에 이상이 생겨 사구체 고혈압이 발생한다. 사구체 고혈압은 사구체 모세혈관에 기계적 자극을 주어 사구체경화증을 일으킬 뿐 아니라 주위 조직에도 염증 반응과 섬유화를 초래하여 콩팥 손상을 촉진한다.

만성 콩팥병 환자에게 좋은 혈압약은 따로 있다. 즉 혈압을 낮추는 효과가 있어야 함은 물론이고 사구체 고혈압도 낮추어야 하며, 단백뇨를 줄이는 효과가 우수하여 궁극적으로는 콩팥 기능을 잘 보호하고 심혈관계 합병증 예방에도 효과가 있는 혈압약이 좋은 혈압약이다.

이러한 목적에 가장 부합하는 혈압약은 안지오텐신 전환효소 억제제(angiotensin converting enzyme inhibitor, ACEI)와 안지오텐신 II 수용체 차단제(angiotensin II receptor blocker, ARB)이다. 본 약제들은 만성 콩팥병 환자의 고혈압 치료에 우선적으로 선택된다. 특히 사구체 고혈압을 낮추고 단백뇨를 감소시키는 효과가 우수하다. 항염 작용을 보이고 콩팥이 굳지 않도록 보호하는 작용도 한다. 더구나 심장에 대한 보호 효과까지 있다.

만성 콩팥병에서 ACEI나 ARB만으로는 혈압 조절이 어려운 경우가 많다. 이럴 때는 철저한 혈압 조절을 위해 2개 이상의 혈압약을 병합하여 사용해야 한다. 병합에 우선 선호되는 약제는 이뇨제와 칼슘 차단제이다. 이뇨제는 ACEI나 ARB의 혈압 강하 효과뿐만 아니라 단백뇨 감소 효과도 증가시킨다. 사구체여과율이 $50ml/분/1.73m^2$ 미만이면 티아자이드 계통은 효과가 없으므로 라식스 계통의 고리 이뇨제를 사용해야 한다. 칼슘 차단제는 ACEI/ARB와 이뇨제 병합 요법으로도 혈압 조절이 미흡할 경우 다음 단계의 병합 투여 혈압약으로 유용하다.

만성 콩팥병 환자의 목표 혈압은 일반 고혈압 환자의 목표 혈압과는 다르다. 일반 고혈압 환자의 목표 혈압은 $140/90mmHg$인데 만성 콩팥병 환자는 $130/80mmHg$ 미만이다. 여기에 하루 단백뇨가 1g 이상인 사람에게는 목표 혈압을 $125/75mmHg$ 이하로 낮출 것을 권유한다. 혈압 조절의 목표가 일반 고혈압 환자보다 엄격한데 이는 콩팥 보호와 함께 단백뇨 감소를 고려한 목표 혈압이다.

두통과 목의 뻣뻣함

머리가 아프고 목이 뻣뻣한데
혈압이 올라간 거 맞나?

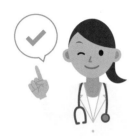

두통으로 외래 진료를 받으러 오신 연세 지긋한 한 환자분이 '최근 머리가 아픈 걸 보니 혈압이 올라갔나 보다. 혈압을 재 달라'고 말한다. 이는 진료실에서 종종 볼 수 있는 광경이다. 혈압이 올라가서 두통이 왔다고 생각하는 것이다. 이럴 때 실제로 혈압을 재 보면 혈압이 높은 분도 있고, 정상인 분도 있다. 이런 경우 고혈압이 두통의 원인이라고 확신하는 사람은 이렇게 해석할 것이다. 고혈압이 있다면 혈압이 두통의 원인이고, 혈압이 정상이라면 혈압 외에 다른 원인이 두통을 일으킨 것이라고……. 이는 옳은 해석일까?

많은 사람이 혈압이 올라가면 두통이 온다고 알고 있다. 그러나 이는 잘못된 상식이다. 일반적으로 혈압이 올라간다고 해서 두통이 오지는 않는다. 고혈압과 두통 사이에 직접적인 인과관계가 없는데도 사람들이 관련 있다고 생각하게 된 이유는 고혈압 환자에게 많이 발생하는 뇌출혈 때문이 아닐까 한다. 즉 일반인의 뇌리에 고혈압-뇌출혈-두통의 연결고리가 자연스럽게 자리 잡은 것이 아닐까 짐작해 본다. 두통의 이차성 원인으로 알려진 뇌출혈, 수막염, 뇌종양, 측두동맥염, 두부 손상 중 고혈압과 연결되는 두통의 원인은 뇌출혈뿐이다.

고혈압 환자에게 고혈압 자체로 인해 나타나는 증상은 없다. 이것이 고혈압을 흔히 '침묵의 살인자' 또는 '소리 없는 저승사자'라고 부르는 이유이다. 일반 고혈압 환자가 머리가 아프고 무겁다고 해서 고혈압 때문에 그런 것이라고 볼 수 없다는 얘기다. 고혈압 환자에게 두통이 있다면 그 원인은 고혈압 자체보다는 불안감 등으로 인해 생겼을 가능성이 크다. 이렇듯 뚜렷한 증상이 없다 보니 고혈압으로 진단되는 경로도 고혈압 관련 증상에 따른 것이 아니고 검진 시 혈압 체크를 통해 우연히 진단되는 경우가 많다.

두통 외에 흔히 혈압과 연결되는 증상은 목뒤 통증이다. 대개 목뒤가 뻣뻣하면 혈압이 올라간 것 같다며 병원을 찾는다. 그러나 실제로 혈압을 재 보면 두통 환자와 마찬가지로 혈압이 정상인 사람이 더 많다. 이는 설령 목뒤가 뻣뻣한 환자의 혈압이 높다고 하더라도 고혈압이 그 원인은 아닐 것이라는 의미이다. 종종 어깨 통증을 같이 호소하는 경우가 많은데 이 증세는 경추 질환이나 부자연스러운 자세로 생긴 근육이나 인대 등의 경직 증상일 가능성이 크다.

악성고혈압 환자에게 고혈압 뇌증이 발생하면 심한 두통과 함께 구토 및 의식의 변화가 발생할 수 있다. 악성고혈압은 고혈압 응급증이라고 하며, 심한 혈압 상승(확장기 혈압 110$mmHg$ 이상 또는 수축기 혈압 180$mmHg$ 이상)으로 망막, 콩팥 또는 뇌 등이 직접적인 손상을 입는 경우를 말한다. 고혈압 뇌증은 뇌로 가는 혈류의 자동조절장치가 고장 나서 뇌로 혈류가 몰리기 때문에 발생하며, 심하면 의식이 혼미해지고 혼수상태에 빠지거나 사망할 수도 있으므로 조속히 혈압을 낮추어야 한다.

당뇨병과 콩팥병

미세알부민뇨, 당뇨병의 콩팥병 합병을 알리는 신호

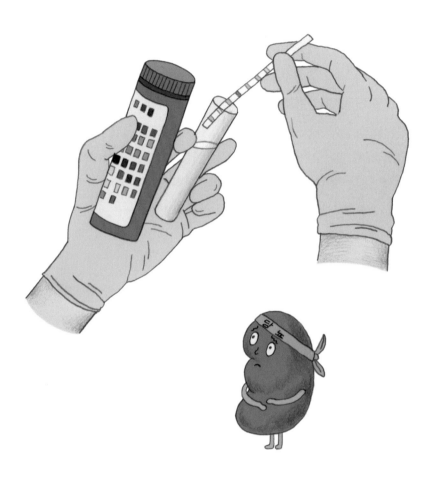

콩팥에 문제가 생기기 시작하는 당뇨병성 콩팥병의 초기에는
소변에서 아주 소량의 알부민이 검출된다. 이를 '미세알부민
뇨'라 한다. 미세알부민뇨를 조기에 발견하면 당뇨병성 콩팥
병의 발생을 조기에 진단할 수 있다.

국내뿐만 아니라 전 세계적으로 당뇨병 환자가 급증하고 있으며, 당뇨병으로 인한 콩팥 합병증의 비중은 점점 늘어나서 만성 콩팥병 발생 원인의 첫 번째가 당뇨병이다. 실제로 1992년에는 국내에서 투석이나 콩팥 이식을 받은 환자의 19.5%만이 당뇨병성 콩팥병이 원인이었지만 2018년에는 48.8%로 증가하였다. 단 당뇨병이 있는 모든 환자에게 당뇨병성 콩팥병이 생기는 것은 아니고, 전체 당뇨병 환자의 약 30%에서 당뇨병성 콩팥병이 생긴다고 알려져 있다. 당뇨병 환자에게 당뇨병성 콩팥병이 잘 발생하는 위험 인자로는 잘 조절되지 않는 당뇨병과 고혈압, 남성, 비만, 당뇨병성 콩팥병의 가족력, 흡연 등이 있다.

당뇨병의 합병증으로 당뇨병성 콩팥병이 발생했는지는 소변 내 알부민 배설량과 콩팥 기능 (크레아티닌) 혈액 검사를 통해 알 수 있다. 콩팥에 문제가 생기기 시작하는 당뇨병성 콩팥병의 초기에는 소변에서 아주 소량의 알부민이 검출된다. 이를 '미세알부민뇨'라 한다. 미세알부민뇨를 조기에 발견하면 당뇨병성 콩팥병의 발생을 조기에 진단할 수 있다. 미세알부민뇨는 초기 당뇨병성 콩팥병의 진단적 증거일 뿐만 아니라 혈관 손상의 지표이다. 미세알부민뇨가 배출되는 시점부터 당뇨병 환자의 심혈관계 질환 발생과 사망률이 크게 증가한다.

과격한 운동 후에나 감염, 고혈당, 케톤산증이 있거나 다량의 단백질을 섭취한 상태에서 검사하면 거짓 양성으로 나올 수 있다. 미세알부민뇨가 나온 이후에 잘 관리하지 않으면 점점 알부민뇨가 증가하고 고혈압이 생기면서 콩팥 기능이 서서히 나빠지고 종국에는 혈청 크레아티닌 수치가 올라가게 된다. 따라서 당뇨병이 있는 경우 콩팥병 합병 여부를 알기 위해서는 당뇨병 진단 시부터 미세알부민뇨와 혈청 크레아티닌을 1년에 1회 검사해야 한다.

콩팥에 당뇨병이 합병증이 발생한 경우 대부분 당뇨병에 의한 망막 합병증도 동반된다. 다량의 단백뇨 소견을 보이는 당뇨병 환자의 경우 유병 기간을 모르더라도 당뇨병성 망막병증 소견이 동반되면 당뇨병성 콩팥병이 합병된 것으로 진단할 수 있다. 단, 당뇨병 환자에게 단백뇨가 있더라도 다음과 같은 경우에는 당뇨병 때문이 아닌 다른 질환으로 인한 단백뇨일 가능성이 크므로 그 원인을 찾아야 한다. 당뇨병성 망막병증이 없는 경우, 혈청 크레아티닌이 급격히 상승한 경우, 단백뇨 양이 빠르게 증가하거나 콩팥증후군이 있는 경우, 조절되지 않는 고혈압이 있는 경우, 혈뇨가 지속되는 경우, 다른 자가면역성 질환 증상이 있는 경우 등이 이에 해당한다. 이런 경우에는 정밀 검사를 통해 당뇨병 이외의 동반된 콩팥 질환을 감별하는 것이 중요하다.

여기에서 우리가 꼭 알아야 할 포인트 중 하나는 당뇨병성 콩팥병으로 미세알부민뇨가 나오는 환자들이 전부 나중에 투석이나 이식을 받게 되는 것은 아니라는 점이다. 미세알부민뇨가 나오는 환자들의 절반 정도는 초기 단계에서 혈당과 혈압을 엄격히 조절하면 미세알부민뇨가 소실되고 콩팥병의 진행도 막을 수 있다. 적극적인 관리의 중요성이 여기에 있다.

당뇨병성 콩팥병 환자의 관리

콩팥병 합병 전과 후가 완전히 다르다

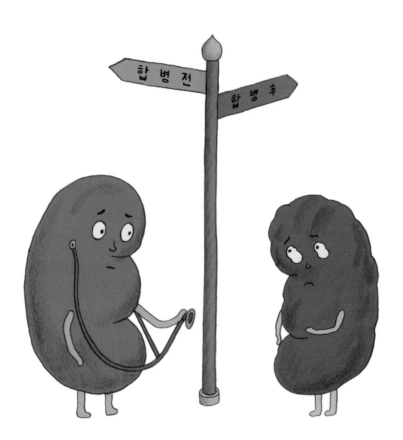

당뇨병 환자에게 콩팥병이 합병되면 합병 전과 비교해 여러 가지가 달라진다. 첫 번째로 고혈당 양상부터 달라진다. 두 번째로 고혈압 양상도 달라진다. 세 번째로 당뇨병 환자의 만성 콩팥병 합병은 대부분 눈의 망막 합병증을 동반한다. 마지막으로 다양한 신경 합병증이 나타날 수 있다.

당뇨병 환자 3명 중 1명꼴로 만성 콩팥병이 합병된다. 일반인보다 3배 정도 콩팥병이 잘 생긴다고 볼 수 있다. 콩팥병이 합병되면 가장 초기에는 미세알부민뇨가 나타나고 20~30년에 걸쳐 소변 내 알부민이 서서히 증가하며 혈압이 올라가면서 점점 콩팥 기능이 감소하여 최종적으로 말기 신부전까지 진행된다. 투석 환자 중 절반가량이 당뇨병성 콩팥병 환자이다.

당뇨병 환자에게 콩팥병이 합병되면 합병 전과 비교해 여러 가지가 달라진다.

첫 번째로 고혈당 양상부터 달라진다. 주사로 맞는 인슐린 요구량이 변화한다. 콩팥을 통한 인슐린 배설이 감소하여 인슐린 필요량이 감소하는 한편, 인슐린 작용에 대한 저항성 증가로 인슐린 요구량이 증가하기도 한다. 이러한 변화에 적절히 대응하는 인슐린 투여량 변화가 필요하다. 경구로 복용하는 당뇨약의 부작용도 증가한다. 당뇨약으로 인한 저혈당 위험성이 증가하고 기존에 복용하던 메트포르민 같은 약제는 젖산증의 위험이 있어 금기된다. 혈당 조절 목표치도 조금 완화된다. 혈당 조절을 엄격히 하다 보면 저혈당이 발생할 위험성이 더 증가할 수 있기 때문이다. 당화혈색소는 7.0%(정상치는 5.6% 이하)를 목표로 한다.

두 번째로 콩팥병 합병 후에는 고혈압 양상도 달라진다. 고혈압의 정도가 심해지고 조절이 잘 안 된다. 동맥경화증 발생 위험성도 수배 더 증가하며 심혈관 및 말초혈관계 질환 발생률도 증가한다. 심혈관계 질환이라고 하면 관상동맥 질환, 뇌혈관 질환, 말초혈관 질환, 울혈성 심부전, 좌심실 비대를 총괄하여 지칭하는 것인데, 당뇨병성 콩팥병 환자의 가장 중대한 사망 원인으로 작용한다. 당뇨병 환자에게 발생한 말초혈관 질환은 하지 절단의 주요 원인이 된다.

세 번째로 당뇨병 환자의 만성 콩팥병 합병은 대부분 눈의 망막 합병증을 동반한다. 당뇨병성 망막병증의 조기 변화는 망막의 미세동맥류이다. 당뇨병성 망막병증은 망막 출혈, 삼출물 같은 비증식성 망막병증과 비정상적 혈관과 섬유 조직이 자라나는 증식성 망막병증으로 구분된다. 망막병증이 발생하면 시력이 저하될 뿐 아니라 심한 경우 시력 상실까지 초래할 수 있다. 당뇨병성 망막병증은 가장 흔한 실명의 원인이다. 정기적인 안과 검진과 치료가 필요하다.

마지막으로 다양한 신경 합병증이 나타날 수 있다. 당뇨병성 만성 콩팥병 환자의 신경이 침범되면 뇌병증, 감각 및 운동 말초신경병증, 자율신경 장애 등 다양한 스펙트럼의 합병증을 보인다. 임상 증상, 신경학적 신체검사, 신경학적 검사(자율기능 검사, 전기진단, 정량적 감각 검사)를 통해 진단하여 적절히 관리해야 한다.

콩팥병의 치료약
콩팥이 안 좋으면 약도 없다는데 정말인가?

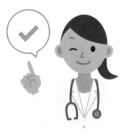

개인 의원에서 콩팥 기능이 좋지 않다고 하여 본원으로 전원된 환자가 있었다. 이 환자는 당뇨와 고혈압을 앓은 지 10년 정도 되었으며 그동안 약도 잘 복용했고 정기적인 검사를 통해 관리도 잘 받고 있었다. 특별한 증상은 없었으나 검사 중 콩팥 기능에 이상이 발견됐다.

통상적인 절차대로 혈액 검사와 초음파 검사를 하고 그 결과를 환자에게 다음과 같이 설명해 주었다. "만성 콩팥병 3기에 해당하고 현재 콩팥 기능은 40% 정도 남았으니 잘 관리해야 합니다. 앞으로 병원에 잘 다니세요." 그러자 환자가 머뭇거리며 질문했다. "제가 인터넷을 찾아보니 콩팥이 안 좋으면 약도 없다는데 굳이 멀리 있는 큰 병원에 다니면서까지 열심히 해야 하나요? 어차피 약도 없으면 그럭저럭 치료해도 되지 않을까요?" 환자의 질문을 듣고 내 설명이 뭔가 크게 부족했음을 깨달았다. 환자는 자신의 현재 상태도 궁금하지만 앞으로의 경과와 치료 방향이 정말 궁금했겠구나 하는 생각이 들었다.

콩팥이 안 좋으면 약도 없냐는 질문에 간단히 답한다면 '그렇지 않다'라고 말할 수 있다. 요즘 인터넷에 떠도는 이야기인 '콩팥이 안 좋으면 약도 없다'라는 말은 아마도 만성 콩팥병에 해당하는 이야기인 듯하다. 사실 만성 콩팥병이라는 말은 콩팥 기능이 정상으로 회복되지 않는 상태를 뜻한다. 더 쉽게 말해서 만성 콩팥병 환자는 현재의 콩팥 기능 상태에서 더 이상 좋아지기 어렵다는 뜻을 포함하고 있다. 그래서 만성 콩팥병이라고 하면 약도 없다는 말이 나오는 것 같다. 하지만 이 말을 듣고 치료를 포기하면 큰 잘못을 저지르는 것이다. 만성 콩팥병은 콩팥 기능이 회복되기 어렵다는 의미도 담고 있지만 앞으로 더 나빠질 수 있다는 뜻도 포함하고 있다. 따라서 만성 콩팥병이라고 치료를 포기하면 콩팥 기능이 아주 나빠져서 결국 투석이나 이식 치료를 받게 되는 상황이 올 수 있다. 만성 콩팥병 환자의 치료에서는 콩팥 기능 회복도 중요하지만 진행 억제에 초점이 맞추어져 있다.

앞서 이야기한 환자에게 당뇨약과 혈압약을 처방하고 난 뒤 두세 달쯤 지나서 환자가 다시 질문하였다. "선생님, 콩팥이 안 좋다는데 왜 혈압약과 당뇨약만 주시나요? 콩팥약은 언제 주시나요?" 나는 다시 한번 내 설명이 많이 부족했음을 느꼈다. 사실 현재 만성 콩팥병 환자에게 처방되는 약 중 만성 콩팥병 환자에게만 별도로 처방되어 콩팥 기능 저하를 막아 주는 특효약은 없다. 환자가 가지고 있는 기저 질환에 따라서 당뇨약이나 혈압약을 잘 조합하여 콩팥에 좋은 방향으로 최선의 약 조합을 선택하는 것이다. 당뇨약과 혈압약은 여러 과에서 사용하고 있지만 약에 따라 특성이 다르고 콩팥 보호 효과도 각기 다르다. 따라서 신장내과에서 당뇨약과 혈압약을 처방하게 된다면 콩팥 기능 보호에 초점을 맞추어 약을 처방하게 된다.

아직은 만성 콩팥병의 진행을 완전히 억제해 주는 특효약이 없는 것이 현실이다. 하지만 현재의 치료 방법으로도 콩팥 기능 저하를 상당히 억제해 줄 수 있는 약들이 있다. 따라서 치료를 게을리한다거나 포기하는 것은 옳지 않다. 만성 콩팥병 환자의 치료가 쉽지는 않지만, 투석까지 해야 할 정도로 나빠지는 것은 막아야 하기 때문이다.

당뇨약의 운명

당뇨병 환자가 콩팥병에 걸리면 약 복용법을 바꿔야 한다

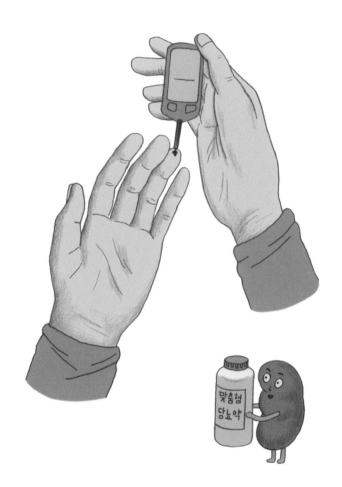

당뇨병 환자가 콩팥병에 걸리면 당뇨약 복용법도 바꿔야 한다. 당뇨병 환자에게 콩팥병이 합병되어 콩팥 기능이 저하되면 약제의 대사에 변화가 생기기 때문이다. 또한 식욕 부진으로 음식물 섭취 및 흡수가 감소하고 운동량이 줄어들게 되므로 개인별로 특화된 맞춤형 치료가 필요하다.

현재 제2형 당뇨병 환자에게 가장 많이 처방되는 1차 선택 당뇨약은 '메트포르민'이라는 약제다. 본 약제의 강점 중 하나는 부작용으로 저혈당을 일으키지 않는다는 것이다. 주된 작용이 간에서 당 생성을 억제하고 근육세포에서 포도당 흡수 및 이용을 증가시켜 인슐린 감수성을 증가시키는 것이기 때문에 인슐린 분비 증가와는 무관하기 때문이다. 또한 체중을 감소시키고 이상지질혈증을 개선하는 이점도 있다. 중성지방과 LDL(저밀도 지방단백질)을 낮추는 한편 HDL(고밀도 지방단백질)은 높인다. 심장 보호 효과는 덤이다. 따라서 비만이나 대사증후군이 있는 당뇨병 환자에게 유용하다. 메트포르민은 이상의 장점을 바탕으로 당뇨약 시장에서 50여 년간 부동의 1위 자리를 지키던 설포닐유레아 계통의 당뇨약을 제압하였다. 설포닐유레아 계통의 당뇨약은 저혈당이 올 수 있고 체중을 증가시키는 단점이 있다.

당뇨병 환자가 콩팥병에 걸리면 당뇨약 복용법도 바꿔야 한다. 왜냐하면 당뇨병 환자에게 콩팥병이 합병되어 콩팥 기능이 저하되면 약제의 대사에 변화가 생기기 때문이다. 또한 식욕 부진으로 음식물 섭취 및 흡수가 감소하고 운동량이 줄어들게 되므로 개인별로 특화된 맞춤형 치료가 필요하다. 특히 만성 콩팥병 환자의 경우 저혈당과 관련하여 경구용 당뇨약 사용에 특별한 주의가 필요하다. 대부분의 당뇨약은 콩팥에서 배설되는데 콩팥 기능이 떨어진 상태에서는 약제가 몸 안에 쌓일 수 있고 이로 인한 부작용이 우려되기 때문이다. 이러한 점에서 췌장에서의 인슐린 분비를 촉진시키는 설포닐유레아와 메글리티나이드 성분의 약제는 특히 저혈당이 문제가 된다. 그러므로 콩팥 장애가 있을 때는 사용하지 않거나 용량을 대폭 줄여야 한다.

　메트포르민은 만성 콩팥병 환자가 복용해도 저혈당을 일으키지 않는다는 강점이 있지만 유산증이라는 치명적인 산혈증을 일으킬 수도 있어 각별한 주의가 필요하다. 이에 혈청 크레아티닌 수치가 1.5mg/dl(여성은 1.4mg/dl) 이상인 만성 콩팥병 환자에게는 사용을 금한다. 조영제는 급성 콩팥 손상을 초래할 수 있기 때문에 조영제 사용 후 48시간 이내에는 본 약제의 사용을 피해야 한다. 단, 일반 유산증과 달리 메트포르민으로 인한 유산증은 투석을 통해 쉽게 호전된다는 장점(?)이 있다. 투석을 하면 혈중 메트포르민을 쉽게 제거할 수 있고 동시에 중탄산염 공급을 통해 젖산증도 교정할 수 있기 때문이다. 메트포르민을 사용할 때는 금속성 입맛, 식욕 부진, 오심과 구토, 무른 변 등 소화기계 부작용이 있으므로 소량으로 시작하여 서서히 증량하여야 한다.

　요약하면, 당뇨병 환자에게 만성 콩팥병이 합병된 경우 기존에 사용하던 당뇨약은 저혈당이나 유산증을 일으킬 위험성이 있으므로 어떤 약은 사용을 중단하거나 복용량을 현저히 줄여야 하고 음식 섭취나 운동량 변화에 맞추어서 용량도 조절하여야 한다.

다낭신

부모님 중 한 분이 다낭신을 갖고 계신다면?

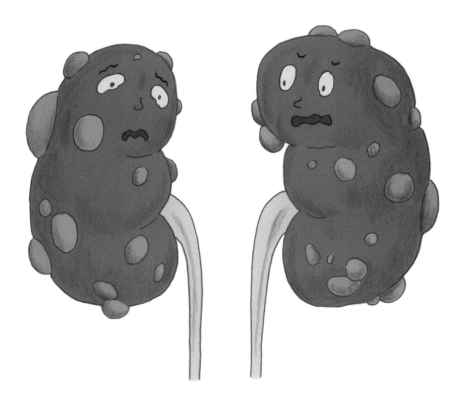

다낭신은 유전되는 대표적인 콩팥병이다. 한마디로 콩팥에 낭종(물혹)이 많이 생기는 질환으로, 정확한 병명은 '상염색체 우성 다낭성 신질환'이다. 본 질환은 부모 중 한 사람이 이 질환을 앓고 있다면 성별과 관계없이 아들딸 2명 중 1명에서 발병하는 질병이다.

"아버지가 다낭신 환자이신데 저는 어떻게 되나요?" 25세 남성 A씨가 한 질문이다. 우선 A씨가 궁금한 것은 본인의 다낭신 유전 여부에 관한 문제일 것이다.

다낭신의 정확한 병명은 '상염색체 우성 다낭성 신질환'이다. 이 질환은 부모 중 한 사람이 앓고 있다면 성별과 관계없이 자식 2명 중 1명에게서 발병하는 질병이다. 그러니까 아들이건 딸이건 자식에게 유전자가 전이될 확률이 50%이다. 만약 이 병의 원인 유전자인 'PKD'를 부모로부터 물려받았다면 병에 걸리고, 받지 않았다면 병에 걸리지 않는 것이다. 그렇다면 부모에게 이 질환이 있는 경우 내가 병을 물려받았는지 아는 방법은 없을까? 콩팥에 물혹이 있는지 없는지 알아보고 물혹이 없다면 이 질병을 물려받지 않았다고 할 수 있다. 그런데 문제는 이 병이 유전되었다고 하더라도 물혹은 30세 이후에나 명확하게 나타난다는 점이다. 즉 20대에 초음파나 CT 검사를 하여 낭종이 없다고 해서 안심할 수는 없다는 얘기이다. 이때는 유전자 검사를 해야 알 수 있다.

다낭신은 유전되는 대표적인 콩팥병이다. 한마디로 콩팥에 낭종(물혹)이 많이 생기는 질환이다. 어릴 때는 낭종이 없다가 30대 이후에 낭종이 생겨나면서 점차 수가 많아지고 크기도 커져 콩팥 대부분이 낭종으로 가득 차게 되고 콩팥이 커진다. 원래 150g에 불과한 콩팥 하나의 무게가 수 킬로그램에 달하기도 한다. 대부분의 콩팥병은 말기 신부전이 되면 콩팥이 쪼그라드는데 다낭신의 경우에는 콩팥이 커진다. 이로 인해 옆구리 통증이 있을 수 있고, 밖에서 만져지기도 한다. 또한 커진 낭종은 여러 문제를 일으킬 수 있다. 외부에서의 가

격으로 터지기도 하고 출혈이 되거나 감염되기도 하며, 돌멩이가 생기기도 한다. 단, 다낭신의 낭종에서 암이 생기는 경우는 드물다.

콩팥의 물혹이 점점 커지면서 서서히 콩팥 기능이 감소하여 나중에는 투석이나 콩팥 이식이 필요한 말기 신부전 상태가 된다. 이때 문제는 커진 콩팥이 투석이나 이식에 지장을 준다는 점이다. 커진 콩팥이 복부 내 공간을 거의 다 차지하므로 복막투석을 하는 데 어려움이 있으며, 콩팥 이식을 할 때도 커진 콩팥을 그대로 두고서는 이식 콩팥을 심을 자리가 없어서 한쪽 또는 양쪽 콩팥을 떼어 낸 후 이식하는 경우가 많다.

다낭신에서 낭종은 콩팥뿐 아니라 간, 비장, 췌장 등 다른 장기에 발생하기도 한다. 대부분 무증상이고 특별한 문제를 일으키지 않기 때문에 추적 관찰만 하면 된다. 하지만 뇌혈관에 발생하는 뇌동맥류의 경우에는 위험할 수 있다. 터지면 뇌출혈이 발생하는데, 일반 뇌출혈보다 예후가 나쁘고 회복되어도 후유증이 남는다. 특히 뇌출혈의 가족력이 있으면서 동맥류 크기가 $1cm$ 이상이고 고혈압이 조절되지 않는 경우에는 출혈 위험성이 크므로 더욱 주의하여야 한다.

치료는 일반 만성 콩팥병의 치료와 다르지 않다. 만성 콩팥병으로 진행하는 것을 최대한 늦춘다. 고혈압을 잘 조절하고 낭종이 커지지 않도록 하는 것이 가장 중요하다. 다행히 최근 톨밥탄(삼스카)이라는 약을 사용해 낭종의 성장을 억제할 수 있다는 긍정적인 연구 결과가 나오고 있다. 낭종에 합병증이 발생하면 각각의 경우에 맞추어서 치료한다. 말기 신부전이 오면 투석이나 이식을 시행한다.

신낭종

초음파 검사 결과 콩팥 안에 기존 콩팥만큼 큰 물혹이 있다는데

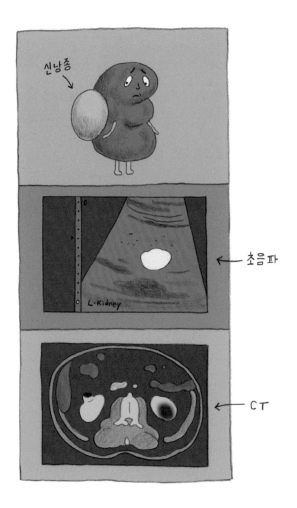

낭종성 질환 중 가장 흔한 단순 신낭종은 나이가 들면서 생긴
다. 크기가 작고 증상이 없었다면 치료 없이 경과만 지켜보아
도 된다. 다만 낭종의 크기가 커서 다른 장기를 압박하면 수술
적 치료 대상이 될 수 있다.

50대 남성 A씨가 검진 때 시행한 복부초음파 검사 결과 콩팥에서 9*cm* 정도 되는 큰 물혹이 하나 발견되어 병원을 찾았다. 물혹과 관련된 특별한 증상은 없었고 초음파 사진을 보니 물혹의 벽이 매끈하고 내부에도 찌꺼기가 없이 깨끗하였다. 안에 중격이나 석회화 등도 없었다. 이 큰 물혹을 그대로 두어도 될까?

이 사례에서 A씨의 콩팥에 있는 물혹은 낭종 안에 물이 차 있는 '단순 신낭종'이다. 낭종성 신질환 중 가장 흔하다. 젊었을 때는 없다가 나이가 들면서 생긴다. 일반인도 50세 정도가 되면 절반 이상에서 단순 낭종이 발견된다. 아무런 증상이 없이 지내다가 건강검진을 할 때 복부초음파에서 우연히 발견되는 경우가 대부분이다. 크기가 작고 증상이 없다면 특별한 치료 없이 경과만 지켜보면서 그대로 두어도 별문제가 없다. A씨의 경우 증상은 없지만 물혹의 크기가 커서 거의 원래 콩팥만 하다. 그대로 두어도 될지 걱정될 수밖에 없다.

단순 낭종의 경우 낭종 크기에 따른 치료 기준은 없다. 단, 낭종의 크기가 커서 다른 장기를 압박하여 증상을 일으키거나 낭종 위치가 콩팥 기능에 영향을 미칠 수 있는 경우에는 수술적 치료 대상이 될 수 있다. 또한 낭종에 합병증이 발생한 경우에도 수술적 제거를 고려할 수 있다. 낭종 내에 출혈이 발생한 경우, 낭종에 염증이 있는 경우, 낭종이 파열된 경우 등이 이에 해당한다.

낭종 중 가장 문제가 되는 것은 악성 종양이 의심되는 낭종이다. 낭종의 악성도는 초음파나 CT 검사에서 '보스니악 분류법(Bosniak classification)'에 따라 판정한다. 즉 낭종벽의 상태와 낭종 내 내용물의 성상에 따라 단순 신낭종과 복합성 신낭종 그리고 낭종성 신장암으로 구분한다.

카테고리 I에 해당하는 단순 신낭종은 낭종벽이 매끈하고 얇으며 낭종 내부에 음영이 없이 완전히 검게 보인다. 반면 낭종벽이 두껍거나 불규칙하며 낭종 안에 두껍거나 불규칙한 중격이 보이고 독립적인 고음영 병변이 발견되면 카테고리 IV에 해당하는 낭종성 신장암으로 분류한다. 이때 암일 확률은 거의 100%이다. 카테고리 I과 카테고리 IV 사이의 중간 카테고리는 암일 가능성이 일부 존재하는 복합성 신낭종으로, 카테고리가 뒤로 갈수록 암일 가능성이 커진다. 정기적인 추적 관찰이 필요하며 암일 가능성이 크면 수술을 고려한다.

요로 결석

극심한 옆구리 통증이 왔다가 바람과 함께 사라졌다. 원인은 무엇일까?

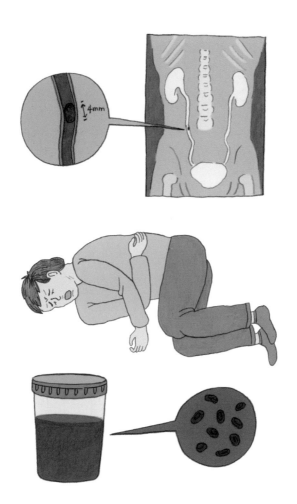

콩팥 안에 있던 결석이 떨어져 나와 요관에 걸리면 요관이 결석을 밀어내려고 요동치는 과정에서 극심한 통증이 생긴다. 결석이 요관에서 방광 가까이로 내려가면 극심한 통증이 사라지고 배뇨 관련 증상이 나타난다.

45세 남성 A씨가 고환과 음낭 부위 통증으로 병원에 왔다. 전날에는 갑자기 극심한 옆구리 통증이 생겼는데 A씨의 표현을 빌리자면 '죽는 줄 알았다'고 한다. 속이 매스꺼워서 토했다고도 하였다. 오늘은 아픈 것은 덜한데 소변이 자주 마렵고 시원치 않다고 하였다. 소변 검사에서 적혈구가 다수 있었고 복부 X선 사진에서 요관 해당 부위에 직경이 4㎜ 정도 되는 작은 돌멩이가 보였다.

A씨의 증상은 요관 결석의 전형적인 증상이다. 콩팥 안에 있던 결석이 떨어져 나와 요관에 걸리면 요관이 결석을 밀어내려고 요동치는데 이때 극심한 통증이 온다. 이때의 통증은 '숨을 쉬기도 힘들 만큼 죽을 듯이 아프다'고들 표현하는데, 흔히 산통(疝痛)이라고 한다. 결석은 대개 콩팥에서 만들어지고 결석이 발견된 곳에 따라 콩팥 결석, 요관 결석, 방광 결석 등으로 구분한다.

결석이 콩팥에만 가만히 있으면 특별한 증상이 없다. 콩팥에서 결석이 빠져나가면 첫 번째로 거쳐야 하는 곳이 요관인데, 요관이 길고 가늘어서 결석이 잘 걸리고 이때 극심한 통증이 발생하는 것이다. 다행히 결석이 작아서 요관에서 방광 가까이로 내려가면 극심하던 옆구리 통증은 쥐도 새도 모르게 갑자기 사라지고 고환, 음낭 쪽이나 대음순 쪽으로 통증이 이동하면서 빈뇨, 배뇨통, 잔뇨감 등 배뇨와 관련된 증상이 나타난다. 오심이나 구토 같은 소화기 증상이 동반되어 소화기 질환으로 오인되기도 한다. 이때 결석이 요관을 통해 이동하면서 점막에 상처를 입히므로 소변 검사에서 현미경적 혈뇨가 나타나는데 심하면 육안적 혈뇨가 나올 수도 있다.

요관에 걸린 돌의 운명(?)은 둘 중 하나다. 어떤 돌은 방광으로 쉽게 빠져나가지만 어떤 돌은 요관에서 오줌길을 막고 버티고 있기도 하는데, 이는 돌의 크기와 모양에 따라 결정된다. X선 사진을 찍으면 돌은 대개 하얗게 보이는데 돌이 어디에 있는지, 돌의 크기나 모양은 어떤지 잘 살펴보면 현재 상황을 파악하고 앞으로 치료 방향을 설정하는 데 큰 도움이 된다.

결석의 직경이 4~5mm보다 작고 매끈하면 요관을 잘 빠져나와 방광, 요도를 거쳐 소변으로 자연 배출될 가능성이 크다. 이때는 특별한 처치를 하는 것보다는 물을 많이 마시고 줄넘기 등 뛰는 운동을 하면서 결석의 자연 배출을 기다리는 것이 우선이다. 배출될 때는 당연히 소변으로 뭔가가 톡 하고 빠져나오는 것을 느끼는 경우가 많다. 그렇지만 큰 결석은 요관 중간에 걸려서 잘 빠져나오지 못한다. 그 결과 소변이 잘 배출되지 못하여 콩팥에 소변이 고이는 수신증을 초래할 수 있다. 수신증은 콩팥 초음파 검사를 하면 쉽게 확인할 수 있는데 수신증을 오래 방치하면 콩팥이 망가지므로 소변 배출길을 만들어 주어야 한다. 수신증이 발견되면 우선 몸 밖에서 관을 콩팥 쪽으로 삽입하여 소변을 배출시키고, 이후에 수신증의 원인을 찾아서 해결한다.

결석은 체외 충격파 쇄석술로 잘게 부수어서 배설시키거나 요관경 제석술로 내시경적으로 분쇄해 직접 끄집어내는 시술로 제거한다. 이 방법으로도 해결되지 않으면 개복 수술을 받아야 한다.

결석을 발견하고 제거하였다고 해서 문제가 다 해결됐다고 방심하면 안 된다. 콩팥 결석은 재발 확률이 높은 질환이므로 다시 발생하지 않도록 하는 것이 중요하다.

콩팥 결석

재발 잦은 콩팥 결석, 다시 안 생기게 하려면?

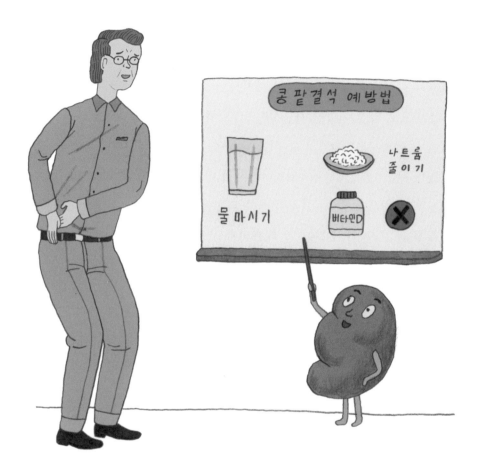

결석은 결석이 잘 생기게 하는 호발 조건을 교정해 주지 않으면 잘 재발하는 질환이다. 한번 결석이 생긴 환자는 절반 이상에서 5년 이내에 결석이 재발한다고 한다. 콩팥 결석의 재발을 방지하려면 물을 많이 마시고, 소변 내 칼슘, 옥살산, 요산의 농도가 높아지지 않도록 관리해야 한다.

결석은 결석이 잘 생기게 하는 호발 조건을 교정해 주지 않으면 잘 재발하는 질환이다. 한번 결석이 생긴 환자는 절반 이상에서 5년 이내에 결석이 재발한다고 한다. 결국 결석이 처음 생겼을 때 이를 잘 처리하더라도 문제는 재발인 것이다. 따라서 결석이 다시 생기지 않도록 예방하는 것이 중요하다.

콩팥 결석을 예방하려면 결석 생성 조건을 이해해야 한다. 콩팥 결석이 잘 생기는 것은 한마디로 소변에 결석을 만드는 성분이 과포화되어 있어서 잘 결정화되는 환경이 형성되어 있기 때문이다. 결석을 만드는 대표적인 성분은 칼슘, 옥살산(수산), 요산이다. 반면 구연산은 결석 성분의 결정화를 억제한다. 이러한 이유로 결석 환자의 요 중 칼슘, 옥살산, 요산, 구연산 농도 측정은 기본적 검사에 해당한다. 여기에 추가로 소변의 산도는 결석 성분의 결정화에 영향을 미친다. 요산은 요가 산성이면 쉽게 결정을 만들고, 알칼리성이면 인산염의 결정이 쉽게 이루어진다. 결국 결석을 예방하려면 소변에 결석 성분이 과포화되고 결정화되지 않도록 하는 것이 중요하다.

콩팥 결석의 재발을 방지하기 위해 우리가 가장 먼저 할 일은 물을 많이 마시는 것이다. 하루에 3l 이상의 물을 먹고 2l 이상의 소변을 볼 것을 권장한다. 땀을 많이 흘리게 되는 여름철에, 특히 더운 곳에서 일하는 직업을 가진 사람은 물 섭취를 게을리하지 않고 소변량이 줄지 않도록 유의하여야 한다. 특히 가장 흔한 결석인 옥살산 칼슘석의 경우에는 다른 결석 환자보다 충분한 수분 섭취가 더욱 중요하다. 그러나 우유나 옥살산이 풍부한 홍차 등을 통한 수분 섭취는 피해야 한다.

다음으로 할 일은 소변 내 칼슘, 옥살산 그리고 요산의 농도가 높아지지 않도록 관리하는 것이다. 첫째, 소변 내 칼슘 농도가 높지 않게 하려면 칼슘이 많이 함유된 음식이나 비타민 D와 같은 약을 피하는 것이 좋다. 또한 나트륨 섭취를 줄이는 것이 좋다. 저염 식이를 하면 소변 중 칼슘의 배설이 줄어들기 때문이다. 흔한 병은 아니지만 부갑상샘기능항진증 등 고칼슘혈증을 일으키는 몇몇 질환이 소변으로의 칼슘 배설을 증가시키는 원인 질환일 수 있다.

둘째, 콩팥 결석의 두 번째로 흔한 성분인 옥살산(수산)의 소변 내 농도를 낮추려면 옥살산이 많이 함유된 음식을 제한해야 한다. 옥살산이 많은 음식으로는 시금치나 파슬리와 같은 채소, 홍차, 초콜릿, 호두, 땅콩 등이 있다. 그리고 비타민 C를 과다 섭취하면 고옥살산뇨증을 일으키므로 비타민 C를 섭취할 때는 꼭 수분을 다량 섭취하도록 한다. 반대로 비타민 B6가 부족하면 소변 중 옥살산 배설이 증가하므로 비타민 B6 복용이 도움이 된다.

셋째, 소변 내 요산의 농도를 낮추려면 퓨린이 많은 음식의 섭취를 제한해야 한다. 고퓨린 식품에는 소위 치맥(닭고기와 맥주) 외에 고기류, 생선류, 간 등이 있다. 요산석 예방에는 요 알칼리화도 중요하다.

마지막으로 소변 내 구연산 농도를 높이는 것이 좋다. 이를 위해서는 구연산염 칼륨을 복용하거나 레몬, 오렌지, 귤, 수박 같은 구연산이 많이 함유된 식품을 섭취하는 것이 도움이 된다.

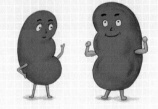

제4장

슬기로운
콩팥병 환자 생활

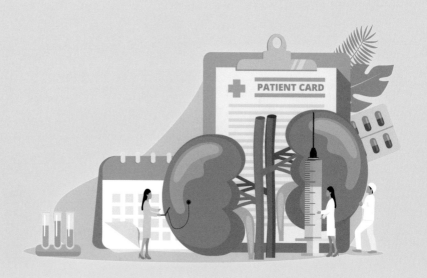

기본 식이요법

도대체 무엇을 먹으란 말이냐

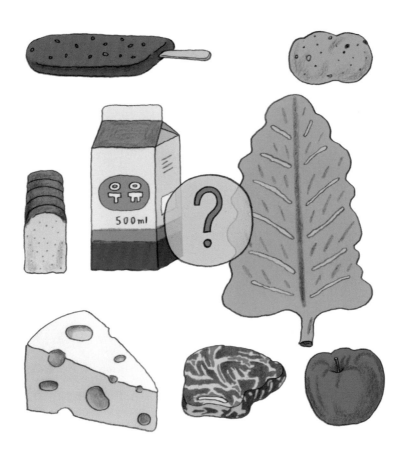

만성 콩팥병 환자는 칼륨이나 인이 함유된 식품을 되도록 적게 먹어야 한다. 콩팥 기능 악화의 주범인 단백질도 섭취를 제한해야 한다. 그러나 이렇게 식이를 제한하더라도 영양 결핍이 오지 않도록 충분한 열량을 섭취해야 한다.

예전 유행가 가사에 이런 구절이 있다. "아 어쩌란 말이냐 흩어진 이 마음을, 아 어쩌란 말이냐 이 아픈 가슴을." 이 구절의 "아 어쩌란 말이냐"를 "아 무엇을 먹으란 말이냐"로 바꾸면 만성 콩팥병 환자가 담당 의사에게 흔히 하는 하소연이 된다. 싱겁게 먹으라고 해서 입맛에는 맞지 않지만 음식에 간을 거의 하지 않으려고 노력하고 있는데 그뿐만이 아니다. 이것은 칼륨이 많으니 먹지 말라 하고 저것은 인이 많으니 먹지 말라는 둥 먹지 말라는 것이 너무 많은 것이다. 좋지 않다는 고기, 우유, 치즈, 요구르트, 아이스크림, 두유, 채소, 현미, 통밀빵, 콩, 과일, 녹차 등등 다 빼고 나니 먹을 것이 없다. 도대체 무엇을 먹어야 하나?

우선 주식부터 보자. 만성 콩팥병 환자에게는 일반적으로 건강에 좋다고 하는 현미밥이나 보리밥, 보리빵, 호밀빵, 통밀빵을 피하라고 하고 대신 흰 쌀밥이나 흰 빵을 권유한다. 왜냐하면 칼륨과 인이 적게 들어 있기 때문이다. 흔히 콩도 밥에 얹어 먹으면 건강에 좋다고 하지만 만성 콩팥병 환자에게는 콩에 칼륨이 많으니 먹지 말라고 한다. 우유에는 인이 많고, 두유에는 칼륨이나 인이 많으니 피하라고 한다. 신선한 채소나 과일도 칼륨이 많다고 먹지 말라고 한다. 이쯤 되면 당연히 먹을 것이 없다고 하소연할 수밖에 없다. 그렇지만 어쩔 수 없다. 좋지 않다는 것은 피하고 보는 것이 상책이다. 밥이나 빵은 흰 쌀밥이나 흰 빵을 먹도록 하고, 칼륨이나 인이 많이 함유된 식품은 되도록 적게 먹는다. 채소를 먹더라도 따뜻한 물에 2시간 이상 담가 두거나 데친 후에 국물은 버리고 건더기만 섭취한다. 이렇게 하면 수용성 물질인 칼륨이 빠져나가므로 채소에 함유된 칼륨의 30~50%를 줄일 수 있다.

고기는 어떻게 할까? 만성 콩팥병 환자 식이요법의 기본은 단백질 섭취를 제한하는 것이다. 단백질은 콩팥 기능 악화의 주범이기 때문이다. 단백질을 많이 섭취하면 콩팥에 과부하가 걸리고 단백뇨를 늘리므로 콩팥 기능이 빠른 속도로 나빠질 수 있다. 반면 단백질 섭취를 줄이면 콩팥 기능의 악화를 방지하고 단백뇨를 줄이는 효과가 있으며 식욕 부진, 오심, 구토와 같은 요독 증상이 완화된다. 더구나 만성 콩팥병 환자에게 주로 문제가 되는 칼륨, 인, 요산의 증가도 막을 수 있다. 하지만 단백질은 우리 몸에 꼭 필요한 중요 영양소이니 안 먹을 수는 없다. 적게 먹되 생물가(生物價)가 높은 고생물가 단백질을 먹도록 한다. 소고기의 살 부분, 닭의 살코기 그리고 생선 등이 고생물가 단백질에 해당한다. 그리고 한 가지 주의할 것이 있다. 단백뇨가 있는 만성 콩팥병 환자는 단백 손실을 보충하기 위해 단백질을 더 많이 먹어야 한다고 생각하는 사람이 있는데 이는 잘못된 것이다. 왜냐하면 먹은 만큼 단백뇨가 더 많이 빠져나가면서 콩팥에 해를 끼치기 때문이다.

만성 콩팥병 환자의 식이요법에서 놓치면 안 되는 핵심 사항은 식이를 제한한다고 하여 영양 결핍이 오게 해서는 안 된다는 점이다. 단백질을 제한하되 충분한 열량을 섭취하도록 한다. 우선 탄수화물을 충분히 섭취한다. 흔히 달콤한 사탕, 꿀, 엿, 잼 등은 혈당을 높이고 비만의 원인이 될 수 있기에 건강에 좋지 않다고 하는데 콩팥 건강에는 예외라 할 수 있다. 그리고 상온에서 액체인 식물성 식용유는 불포화 지방이므로 이를 이용한 튀김은 만성 콩팥병 환자에게 좋은 에너지원이 되는 음식이다.

당뇨병성 콩팥병, 보리밥과 채소

그간 즐겨 먹던 보리밥과 채소를 먹지 말라는데

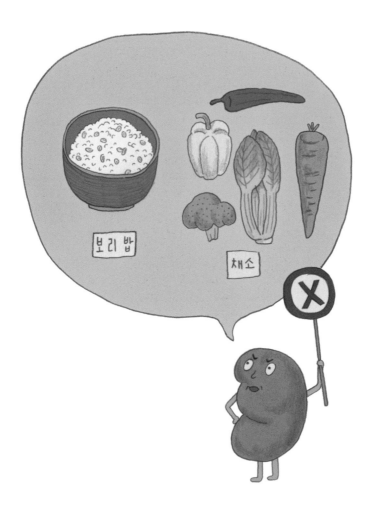

당뇨병 환자에게 콩팥병이 합병되면 채소가 오히려 해로울 수 있다. 칼륨이 체내에 축적되어 무력증이나 심장의 부정맥 등 여러 문제를 일으킬 수 있기 때문이다. 보리밥이나 잡곡밥도 마찬가지로, 잡곡밥은 인과 칼륨의 함량이 일반 쌀밥보다 많으므로 고인산혈증과 고칼륨혈증을 악화시킬 수 있다.

당뇨병 환자에게 보리밥과 채소는 권장되는 식품류이다. 병원에서 먹지 말라고 했다면 아마 콩팥병이 합병되어 있기 때문일 것이다. 이렇듯 당뇨병 환자는 콩팥병이 합병되기 전과 후에 식품 섭취를 달리해야 한다.

당뇨병 환자는 섬유소를 적절히 섭취하는 것이 좋다. 섬유소를 가장 풍부하게 함유한 대표적인 식품은 채소나 과일이다. 단, 당분이 많은 과일을 섭취하면 혈당이 올라갈 수 있으므로 과일보다는 채소 섭취를 권장한다. 섬유소는 열량이 없고 섭취하는 음식물의 부피를 증가시켜 식후 포만감을 느끼게 한다.

동일한 이유로 당뇨병 환자에게는 흰 쌀밥보다 보리밥 섭취를 권장한다. 보리밥에는 흰 쌀밥보다 섬유소가 더 많이 함유되어 있기 때문이다. 보리와 쌀을 3:7의 비율로 섞어서 보리밥을 지으면 보리밥에 많은 수분이 함유되어 밥의 부피가 흰 쌀밥보다 1.5배 정도 늘어나므로 식후 포만감을 느끼게 하여 혈당 개선 효과를 보인다.

흰 빵 대신 보리빵이나 호밀빵 또는 통밀빵을 선택하는 것도 섬유소 섭취를 늘리는 방법이다. 단, 한 가지 명확히 알아야 할 것은 보리밥과 쌀밥 간에 열량 차이는 없다는 점이다. 그러므로 보리밥이나 잡곡밥이라고 해서 더 많은 양을 먹을 수 있는 것은 아니다.

당뇨병 환자에게 콩팥병이 합병되면 이전에 권장되던 채소는 오히려 해로울 수 있다. 칼륨이 체내에 축적되어 무력증이나 심장의 부정맥 등 여러 문제를 일으킬 수 있기 때문이다.

그러므로 당뇨병 환자에게 만성 콩팥병이 합병되면 채소 섭취량을 줄여야 한다. 그리고 채소를 섭취할 때는 되도록 채소에 함유된 칼륨의 섭취를 줄이려고 노력해야 한다. 이를 위해 채소량의 10배 정도 되는 미지근한 물에 채소를 2시간 이상 담가 놓았다가 먹거나, 데친 후에 국물은 버리고 먹는다. 칼륨은 수용성이기 때문에 이러한 방법만 활용하여도 칼륨 섭취를 상당량 줄일 수 있다.

보리밥 등 잡곡밥도 마찬가지로 콩팥병이 합병되면 몸에 해로울 수 있다. 잡곡밥은 인과 칼륨의 함량이 일반 쌀밥보다 많으므로 고인산혈증과 고칼륨혈증을 악화시킬 수 있기 때문이다.

인이 축적되면 부갑상샘기능항진증이 심해져서 뼈가 약해지고 혈관 합병증이 심해진다. 그러므로 당뇨병 환자에게 만성 콩팥병이 합병되면 채소는 물론이고 이전에 먹던 보리밥 등 잡곡밥도 피하는 것이 좋다.

당뇨, 콩팥병 그리고 물 섭취

물, 얼마나 마시는 것이 좋을까?

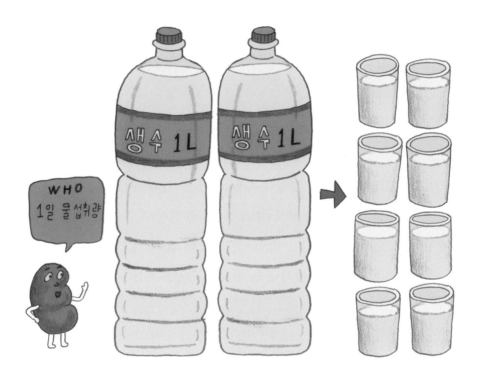

당뇨병 환자가 물을 많이 마시면 혈액 희석 효과로 혈당을 낮출 수 있고, 다뇨에 따른 탈수 위험성도 예방하고 여러 가지 좋은 효과를 보인다. 만성 콩팥병 환자의 콩팥은 정상 콩팥과 달리 소변 농축 및 희석 능력이 떨어져 있으므로 물 섭취량을 적절히 유지하여야 한다. 적절한 수분 섭취량은 대략 전날 소변량에 500~600ml를 더한 양이다.

하루에 물을 얼마나 마시는 것이 건강에 좋을까?

세계보건기구(WHO)가 권고하는 하루 물 섭취량은 1.5~2l이고, 이를 8~10잔으로 나누어서 마시는 것이 좋다고 한다. 필자는 이를 '너무 많지도, 적지도 않은 적정량의 수분을 섭취하는 것이 좋다'라고 해석한다. '과유불급'이 여기에 적합한 사자성어일 것이다. 양을 딱 정해 놓고 꼭 그 양을 마셔야 한다는 말은 아니라고 본다.

우리 몸의 콩팥은 체내 수분량을 정밀하게 조절한다. 물을 많이 마시면 콩팥이 소변을 묽게 만들어서 많은 수분을 몸 밖으로 내보내고, 적게 마시면 소변을 진하게 만들어서 물을 적게 내보냄으로써 몸 안의 수분을 일정하게 유지한다. 물을 많이 마시면 소변량도 많고 맹물처럼 연한데 이는 몸에 물이 넘쳐서 콩팥이 소변으로 물을 많이 내보내는 것이고, 물을 적게 마시면 소변량이 적고 색깔도 진한데 이는 콩팥이 물을 적게 내보내는 것이다.

그러므로 콩팥 기능이 정상이라면 콩팥이 알아서 체내 수분량을 조절해 주니 하루에 먹는 물의 양에 너무 신경을 쓰지 않아도 된다. 단 '목이 마르다'는 것은 몸에 수분이 부족하니 물을 마시라는 신호가 온 것이므로 물을 보충해 마시면 된다.

당뇨병 환자의 혈당 조절은 식사요법, 운동요법 그리고 경구 당뇨약과 인슐린 등 약물요법의 세 가지 방법으로 이루어진다. 최근에는 여기에 추가로 당 조절을 위해 물을 많이 마시는 것이 좋다고 한다. 당뇨병 환자가 물을 많이 마시면 혈액 희석 효과로 혈당을 낮출 수 있고, 다뇨에 따른 탈수 위험성도 예방하고 여러 가지 좋은 효과가 있기 때문이다.

그러나 만성 콩팥병 환자는 다르다. 만성 콩팥병 환자의 콩팥은 정상 콩팥과 달리 소변 농축 및 희석 능력이 떨어져 있으므로 물 섭취량을 적절히 유지하여야 한다.

물을 많이 마시면 부종이 올 수 있고, 저나트륨혈증과 같은 전해질 장애가 와서 심하면 뇌세포 팽창으로 인한 의식 장애가 올 수 있다. 즉 과도한 물 섭취는 해로울 수 있는 것이다.

반면 물을 너무 적게 마시면 쉽게 탈수가 와서 입이 마르고 혈압이 떨어진다. 특히 남아 있던 콩팥 기능이 갑자기 악화될 수 있다. 만성 콩팥병 환자의 적절한 수분 섭취량은 대략 전날 소변량에 $500 \sim 600ml$를 더한 양이다.

땀과 물

땀을 많이 흘린 후 물을 마셔야 하나, 소금을 먹어야 하나?

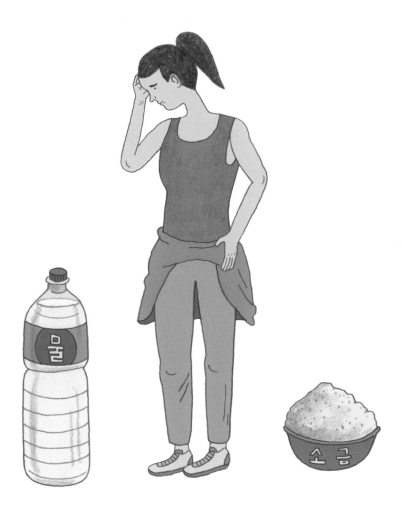

땀은 짜다고 알고 있지만 땀의 염도는 혈액의 염도보다 낮으며 묽은 생리식염수 정도에 불과하다. 그러므로 땀을 많이 흘릴 때 몸에서 빠져나가는 것은 염분보다 수분이 더 많다. 이러한 이유로 땀을 많이 흘린 후에 우리 몸에 먼저 보충되어야 하는 것은 소금보다는 물이다.

'땀을 많이 흘린 후에 물을 마셔야 하나, 소금을 먹어야 하나?'라는 질문에 대한 답변은 물과 소금으로 갈린다. 무엇이 맞는지 알려면 우선 땀의 정체를 알아야 한다.

 일반 성인은 평상시 하루에 $600 \sim 800\,ml$ 정도의 땀을 흘린다. 운동 중에 흘리는 땀의 양은 시간당 $750 \sim 1,000\,ml$ 정도로 많고, 더운 날에는 시간당 $2l$ 이상의 땀을 흘릴 수도 있다. 땀의 구성 성분은 99%가 물이고 나머지는 주로 나트륨과 염소 같은 전해질로 구성되어 있으며, 미량의 칼륨, 칼슘, 마그네슘, 질소 함유물, 젖산 등이 함유되어 있다. 땀은 짜다고 알고 있지만 땀의 염도는 혈액의 염도보다 낮으며 묽은 생리식염수 정도에 불과하다. 그러므로 땀을 많이 흘릴 때 몸에서 빠져나가는 것은 염분보다 수분이 더 많다. 그 결과 혈액 속의 염분 농도는 더 높아진다. 이러한 이유로 땀을 많이 흘린 후에 우리 몸에 먼저 보충되어야 하는 것은 소금보다는 물이다.

 땀이 마르면 살에 하얀 소금기가 남기도 하고 땀은 짜다는 고정 관념 때문에 땀을 많이 흘리면 우선 소금을 보충해야 한다고 생각하기 쉽다. 그러나 소금을 보충하면 혈액 속의 염분 농도가 더욱 증가해 세포 속 수분이 세포 밖으로 빠져나오게 되고 세포가 탈수 상태에 빠진다. 특히 뇌세포의 탈수가 심해지면 무기력 상태를 거쳐 심하면 경련, 혼수까지 일어날 수 있다.

 운동할 때 충분한 수분 보충을 위해서는 운동 전에 미리 물을 충분히 마셔두고 운동 중에도 $10 \sim 15$분마다 $120 \sim 150\,ml$ 정도의 물을 섭취하는 것이 좋다.

보통 한 시간 이내의 가벼운 운동을 한 다음에는 물만 마셔도 충분하다. 그러나 장시간의 운동이나 노동으로 땀을 많이 흘리면 과다한 수분 외에 전해질도 배출되어 전해질 장애가 생길 수 있으므로 전해질이 보충된 이온 음료가 더 좋을 수 있다.

만성 콩팥병 환자는 땀을 많이 흘린 경우 일반인보다 수분 보충에 더 많이 신경 써야 한다. 우선 일반인보다 탈수 상태에 빠질 위험성이 더욱 높다. 소변 농축 능력에 장애가 있으므로 소변량 조절에 어려움이 있기 때문이다. 탈수 상태가 되면 특히 잔여 콩팥 기능이 급격히 나빠질 수 있으므로 적절한 수분 공급을 해 주어야 한다. 그러나 물을 너무 많이 마시는 것도 좋지 않다. 맹물을 너무 많이 마시면 저나트륨혈증이 발생할 수 있고, 심한 경우 의식 장애를 초래할 수 있다. 특히 투석 치료를 받는 환자들은 소변을 통한 수분의 배설이 거의 없으므로 수분 섭취가 과도하면 체중이 증가하고 심한 경우 폐부종까지 발생할 수 있어 주의해야 한다.

만성 콩팥병 환자의 물 섭취는 '과유불급'이라는 말이 딱 맞는다고 할 수 있다. 그리고 이온 음료 역시 많은 양의 칼륨이 포함되어 있어 고칼륨혈증을 유발할 수 있으므로 과도한 섭취는 피해야 한다.

갈증 해소 음료

갈증이 날 때 어떤 음료를 마시는 게 좋을까?

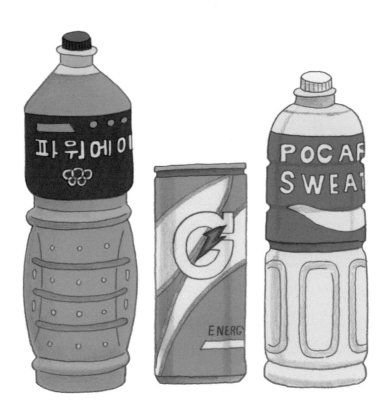

일반인이 짧은 시간 동안 가벼운 운동을 하며 땀을 흘린 후에
수분을 보충하려고 할 경우에는 맹물만 마셔도 충분하다. 그
러나 1시간 이상 격렬한 운동을 하거나 고온의 환경에서 노동
하며 땀을 많이 흘린 후에는 이온 음료가 더 좋을 수 있다.

우리 몸에서는 혈액 속 염분 농도가 높아지거나 수분 부족이 심해지면 자체적으로 이를 방지하는 예방 기전이 작동된다. 우선 갈증을 느끼게 하여 물을 마시게 한다. 갈증은 몸에 수분이 부족하다는 신호이므로 갈증이 날 때는 충분한 수분을 섭취하는 것이 중요하다. 이와 더불어 항이뇨 호르몬의 분비가 증가하여 소변량을 최대한 줄인다. 이처럼 물을 먹도록 갈증을 일으키고 소변량을 줄여서 체내에 부족한 수분을 보충하고 혈액 속의 염분 농도를 정상화하려는 방향으로 움직인다.

갈증이 날 때는 어떤 음료를 마시는 게 좋을까?

일반인이 짧은 시간 동안 가벼운 운동을 하면서 땀을 흘린 후에 수분을 보충하려고 할 경우에는 맹물만 마셔도 충분하다. 굳이 이온 음료를 마셔야 하는 것은 아니다. 그러나 장시간(1시간 이상) 격렬한 운동을 하거나 고온의 환경에서 노동하며 땀을 많이 흘린 후에는 과다한 수분 손실과 함께 전해질 손실에 따른 전해질 균형에 문제가 생기므로 이온 음료가 더 좋을 수 있다. 이온 음료는 마시는 수액이라고 보면 된다. 운동 후 땀 등으로 체내에서 빠져나간 수분과 전해질을 보충해 주는 기능성 음료이다. 물에 나트륨, 칼륨, 칼슘, 마그네슘 등의 무기질과 포도당 등을 일정 비율로 첨가하여 체액에 가깝게 만든 전해질 용액이며, 체액과 성분이 거의 비슷하여 장에서 흡수되는 속도가 물보다 빠르다.

이온 음료의 원조는 1967년 미국에서 처음으로 상품화된 '게토레이'다. 운동선수를 위해 개발되어 스포츠 음료라고 하는데 지금은 일반인도 많이 마시는 대중 음료가 됐다. 탄산음료는 톡 쏘는 시원한 청량감을 주지만 이온 음료보다 체내 흡수가 느려 신속한 갈증 해소에 도움이 되지 않는다. 그리고 탄산가스 발생 때문에 벌컥벌컥 들이마시기 힘들 뿐만 아니라 마신 후에는 위에서 출렁거리거나 팽만감을 일으키고 복통을 유발할 수도 있어 수분 보충의 목적으로 마시기에는 적절하지 않다. 단, 콜라와 사이다에는 칼륨이 들어 있지 않기 때문에 만성 콩팥병 환자의 칼륨 섭취와 관련된 문제는 없다. 주스도 탄산음료와 마찬가지로 체내 흡수가 느리기 때문에 빠른 수분 보충 목적으로 마시기에는 좋지 않다.

만성 콩팥병 환자는 이온 음료나 과일 음료 섭취 시 고칼륨혈증 발생에 유의하여야 한다. 이온 음료에는 칼륨이 다량 포함되어 있어 고칼륨혈증을 유발할 수 있으므로 과도한 섭취를 피해야 한다. 특히 주스는 칼륨 함량이 높으므로 독이 될 수도 있다. 또한 커피와 현미녹차에도 칼륨이 많이 들어 있다. 고칼륨혈증이 발생하면 근육의 힘이 약해질 뿐만 아니라 부정맥이 발생하고, 심하면 심장이 멎는 등 생명을 위협할 수도 있다.

나트륨 적정 섭취량

나트륨을 많이 먹는 것과 짜게 먹는 것은 같은 것인가?

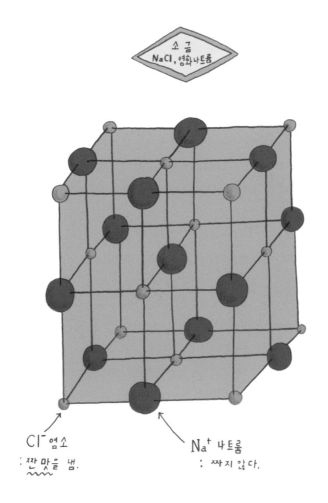

일반적으로 '짜게 먹는다'라는 말과 '소금을 많이 먹는다'라는 말은 같은 의미로 통용된다. 그리고 흔히 소금이 짠 것은 나트륨이 들어 있기 때문이라고 생각한다. 그런데 염화나트륨 중 짠맛을 내는 것은 염소이지 나트륨이 아니다. 나트륨은 짜지 않다. 엄밀히 말해서 짜게 먹는 것과 나트륨을 많이 먹는 것은 다른 것이다.

일반적으로 '짜게 먹는다'라는 말과 '소금(식염, NaCl, 염화나트륨)'을 많이 먹는다'라는 말은 같은 의미로 통용된다. 그리고 흔히 소금이 짠 것은 나트륨이 들어 있기 때문이라고 생각한다. 그런데 염화나트륨 중 짠맛을 내는 것은 염소이지 나트륨이 아니다. 나트륨은 짜지 않다. 엄밀히 말해서 짜게 먹는 것과 나트륨을 많이 먹는 것은 다른 것이다. 이러한 관점에서 고혈압 환자에게 짜게 먹지 말라고 하는 것보다 나트륨을 적게 먹으라고 하는 것이 정확한 표현이다.

건강을 위해 나트륨을 적게 먹어야 하는 이유는 다음과 같다. 나트륨을 많이 섭취하면 혈압이 올라가고 몸이 붓기 때문이다. 나트륨은 우리 몸의 삼투압을 결정하는 가장 중요한 원소로, 나트륨을 많이 먹으면 혈중 삼투압이 올라가서 부종이 오고 혈액량이 증가하여 혈압이 올라간다. 표적 장기가 고혈압에 장기간 노출되면 장기의 손상이 일어나는데, 대표적인 표적 장기는 심장과 심뇌혈관, 콩팥 등이다. 그 결과로 심장의 좌심실이 비대해지고, 울혈성 심부전이 오고, 만성 콩팥병 및 뇌졸중 등의 합병증이 발생한다. 나트륨 과다 섭취는 위암, 콩팥 결석, 골다공증 등의 원인이 되기도 한다.

그렇다면 나트륨은 얼마나 먹는 것이 좋은가? 나트륨 권장량은 성인 기준 하루 2,000mg이다. 나트륨 권장량과 소금 권장량을 혼동하는 사람이 많은데 나트륨 2,000mg은 소금으로는 5,000mg(5g) 정도이다. 나트륨의 원자량은 23, 염소의 원자량은 35로 이 둘을 합친 소금은 분자량이 58이므로, 나트륨 2,000mg은 '2,000×58/23=5,043'이라는 계산식에 따라 소금 약 5,000mg에 해당하는 것이다. 최근 들어 우리나라 사람들의 나트륨과 소금 섭취량이 줄어들기는 하였지만 아직도 권장량보다 2배 정도 많은 양을 섭취한다고 한다.

나트륨 섭취를 줄이는 기본 팁 중 하나가 국물을 먹지 않는 것이다. 국물에는 음식 전체 나트륨의 70% 이상이 들어 있기 때문이다.

나트륨 섭취를 줄이기 위하여 '저염 소금'을 먹는 것은 어떠한가? 저염 소금을 정확히 표현하자면 '저나트륨 소금'이라고 하는 것이 맞다. 저염 소금에는 염화나트륨이 57% 미만으로 적게 들어 있고 나머지는 염화칼륨으로 대체되어 있다. 저염 소금의 칼륨은 나트륨의 배설을 돕기 때문에 과도한 나트륨 섭취로 인한 고혈압과 부종 해소에 도움이 될 수 있다. 단, 만성 콩팥병 환자의 경우 저염 소금에 함유된 칼륨 섭취로 인한 고칼륨혈증이 일어날 수 있으므로 주의가 필요하다.

만성 콩팥병 환자는 일반인보다 나트륨 섭취를 더 조심하여야 한다. 콩팥병 단계가 진행될수록 과다한 나트륨 섭취로 인한 부종이 더 심하게 나타나며, 폐부종으로 인한 호흡 곤란도 올 수 있다. 또한 나트륨을 과다 섭취하면 고혈압이 더 쉽게 발생하고 혈압 상승 정도도 더 높아질 수 있다. 혈압 상승은 그나마 남아 있던 콩팥 기능의 저하를 부추길 뿐만 아니라 심장과 심뇌혈관 합병증을 악화시킨다.

요주의 식품, 채소와 과일

만성 콩팥병 환자는 모두 채소와 과일 섭취를 조심해야 하는가?

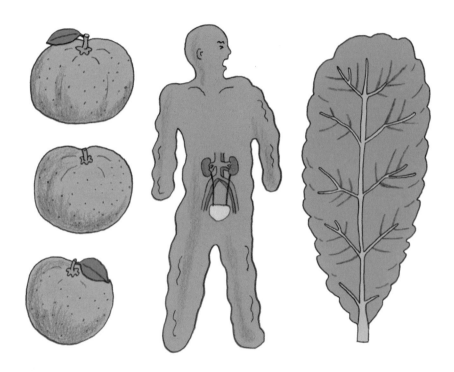

만성 콩팥병 환자는 칼륨이 많이 함유된 채소와 과일의 과다
섭취를 피해야 한다. 칼륨 과잉 섭취는 고칼륨혈증을 초래하
고 특히 심장 관련 합병증을 일으켜 생명이 위험할 수 있다.

2019년 초에 '건강에 좋다며 바나나·오렌지 5㎏을 먹다가 온몸에 마비가 온 남성'이라는 제목을 단 기사를 보았다. 일반 사람이 바나나와 오렌지를 많이 먹었다고 온몸에 마비가 올 수 있을까 하는 의문이 들어 자세히 읽어 보니 기사의 주인공은 만성 콩팥병이 있는 60대 중국인 남성이었다. 결국 만성 콩팥병 환자가 칼륨 함량이 높은 과일을 과다 섭취하여서 고칼륨혈증이 왔고, 이로 인해 전신 마비가 초래된 사례에 관한 기사였다. 바나나, 오렌지 과다 섭취와 전신 마비는 어떤 관계가 있을까?

콩팥이 정상인 일반인은 칼륨이 많이 함유된 채소나 과일을 과다 섭취하여도 고칼륨혈증이 오지 않고 전신 마비가 올 일도 없다. 대부분 콩팥을 통해 바로 배설되기 때문이다. 오히려 칼륨이 풍부한 신선한 과일이나 채소 섭취는 나트륨 배설을 촉진하여 혈압 조절에도 도움을 준다는 점에서 긍정적인 효과를 보인다고 할 수 있다.

그러나 만성 콩팥병 환자가 칼륨이 많이 함유된 채소나 과일을 과다 섭취하면 완전히 다른 결과가 나타날 수 있다. 만성 콩팥병 환자는 콩팥의 칼륨 배설 능력이 떨어진 상태이기 때문에 칼륨 과잉 섭취는 고칼륨혈증을 초래하고, 그 결과 근육 무력증을 일으키고 심하면 위의 사례와 같이 근육 마비를 일으킬 수 있다. 특히 문제가 되는 것은 심장 관련 합병증이다. 부정맥을 일으키고, 최악의 경우 심장이 멎어서 생명이 위험할 수 있다.

이러한 이유로 신장학회에서는 만성 콩팥병 환자의 여름 나기 첫 번째 수칙으로 과일과 채소의 섭취량을 줄일 것을 권유한다. 매스컴에서도 '무더위 식히는 제철 과일, 만성 콩팥병 환자에겐 독'이라거나 '칼륨 함량이 높은 과일과 채소를 삼가라'라는 취지의 기사가 많이 등장한다. 필자가 투석 환자 진료 시 환자들에게 가장 많이 하는 잔소리(?)도 고칼륨혈증을 주의하라는 것이다. 만성 콩팥병 환자에게 칼륨 과다 섭취를 주의하도록 하는 것은 아무리 강조해도 지나치지 않다. 그렇다면 만성 콩팥병 환자는 모두 엄격하게 칼륨 섭취를 제한해야 할까?

모든 만성 콩팥병 환자에게 철저한 칼륨 섭취 제한이 필요한 것은 아니다. 콩팥 기능이 정상인 만성 콩팥병 환자에게는 전혀 해당되지 않는다. 만성 콩팥병 환자 중에는 혈뇨나 단백뇨와 같은 콩팥 손상의 증거는 장기간 존재하지만 콩팥 기능이 정상인 환자도 많다. 이들은 과일과 채소의 섭취를 줄여야 할 이유가 없다. 그리고 콩팥 기능이 어느 정도 손상되었지만 절반 이상 유지되고 있다면 과일과 채소의 과다 섭취만 피하면 특별히 문제가 될 것이 없다. 이들에게는 콩팥 기능이 감소하더라도 몸에서 칼륨의 배설을 증가시키는 보상 기전이 작동하고 있기 때문이다. '알도스테론'이라는 호르몬이 바로 그것이다. 더군다나 최근 보고에 따르면 만성 콩팥병 환자는 고칼륨혈증이 발생하지 않는 범위 내에서 과일과 채소를 소량씩 섭취하는 것이 건강에 좋다고 한다.

고칼륨혈증의 치료

왜 당뇨병이 없는 아기에게 인슐린을 투여했을까?

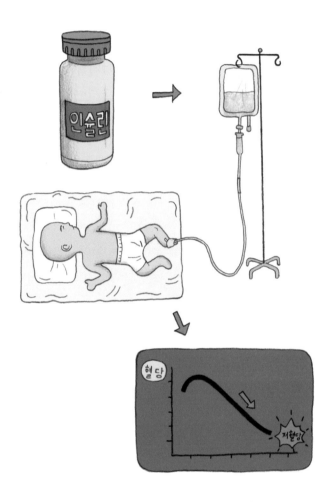

인슐린 투여는 심한 고칼륨혈증 환자의 혈중 칼륨 농도를 급히 낮추기 위한 응급 치료법 중 하나이나 일상적인 고칼륨혈증 예방법이나 치료법은 아니다. 이 방법을 쓸 경우 인슐린으로 인한 저혈당을 막기 위해 고농도의 당을 함께 써야 한다.

2019년 '미숙아에게 과다한 인슐린을 투여하여 저혈당 쇼크를 유발했다'는 기사가 있었다. 이 치료에 문제가 있다고 본 것이다. 알고 보니 심한 고칼륨혈증이 발생한 미숙아에게 인슐린을 투여했고 그 결과 저혈당이 발생한 사례를 다룬 기사였다. 이를 보고 '인슐린은 고혈당을 치료할 목적으로 당뇨병 환자에게 투여하는 것인데 왜 고칼륨혈증 환자에게 투여하지?'라는 의문이 들 수 있다.

고칼륨혈증이 심한 경우 혈중 칼륨 농도를 낮추기 위해 즉각 응급 치료를 해야 한다. 고칼륨혈증은 심장의 흥분 상태에 영향을 미쳐 심전도에 이상을 초래하는데, 심하면 치명적인 부정맥이 나타나고 심정지에 이를 수 있기 때문이다. 인슐린 투여는 심한 고칼륨혈증 환자의 혈중 칼륨 농도를 급히 낮추기 위한 응급 치료법 중 하나이다. 혈청 칼륨의 정상치는 3.5~4.5mEq/l인데 이 수치가 6.5mEq/l를 넘고 심전도에 변화가 있는 경우 시행한다. 인슐린이 세포 밖에 있는 칼륨을 세포 안으로 집어넣어서 혈중 칼륨 농도를 급히 낮춰 주기 때문이다. 이때 인슐린으로 저혈당이 올 수 있어서 고농도의 당도 함께 투여하는 것이 원칙이다.

고칼륨혈증은 급·만성 콩팥병 환자에게 문제가 된다. 이들에게 극심한 고칼륨혈증이 발생하면 응급대처법으로 위의 방법을 이용하지만 이는 일상적인 고칼륨혈증 예방법이나 치료법이 아니다. 예방하려면 채소나 과일 등 칼륨 함량이 높은 식품의 섭취를 줄여야 한다. 칼륨 섭취 제한은 몸 안으로 칼륨이 들어오지 않도록 막는다. 또한 몸 안의 칼륨을 몸 밖으로 내보내는 치료를 병행한다. 이뇨제를 투여해 소변으로 내보내는 방법, 칼륨교환수지의 경구 투여 및 관장 요법으로 장을 통해 내보내는 방법 등이 있는데, 이것으로도 해결되지 않으면 혈액투석으로 혈중의 과잉 칼륨을 제거해 혈장 내 칼륨 농도를 낮추는 것이 최후의 방법이다.

만성 콩팥병과 인결합제

천연 소화제라 선물 받은 약, 만성 콩팥병 환자가 먹는 이유는?

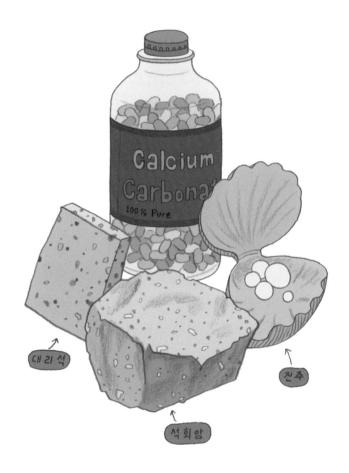

대리석

진주

석회암

탄산칼슘은 만성 콩팥병 환자에게 인결합제의 용도로 사용된다. 콩팥병 환자에게 필연적(?)으로 동반되는 고인산혈증을 예방하고 치료하는 목적으로 쓰이는 것이다. 고인산혈증은 만성 콩팥병 환자에게 골 질환과 혈관 석회화를 일으키는 주범이다.

언젠가 지인으로부터 선물을 하나 받았다. 괌으로 여행 갔을 때 한 상점에서 '임산부도 먹을 수 있는 천연 소화제'라고 적극 추천해서 사 온 것이라고 했다. 한 병에 160정이 들어 있었는데 알약의 색깔도 분홍, 주황, 노랑, 하늘색 등 다양하고 예뻤다. 성분을 보니 '탄산칼슘'이었다. 흔히 탄산칼슘이라고 하면 잘 모르는데 이는 우리 주변에서 매우 흔하게 볼 수 있는 물질이다. 대리석, 석회암, 조개, 진주, 산호 등이 탄산칼슘으로 되어 있다. 이 성분으로 만들어진 약은 과거 속쓰림의 특효약으로 대중의 사랑을 받았다. 우리나라에서도 소화제 하면 이 약을 떠올릴 만큼 많이 사용되었다. 그러나 복용 후 속쓰림 증상은 좋아지지만 수 시간이 지나면 산이 더 많이 나오는 산 반등 현상이 있어서 위궤양 등을 더 악화시킬 수 있다는 사실이 밝혀졌다. 이후 국내에서는 위산 중화의 목적으로는 거의 사용하지 않게 되었다.

현재 탄산칼슘은 만성 콩팥병 환자에게 인결합제의 용도로 사용된다. 콩팥병 환자에게 필연적(?)으로 동반되는 고인산혈증을 예방하고 치료하는 목적으로 쓰이는 것이다. 고인산혈증은 만성 콩팥병 환자에게 골 질환과 혈관 석회화를 일으키는 주범이다. 즉 콩팥 기능이 떨어지면 인의 배설이 감소하여 혈중 인의 농도가 증가하는데, 증가한 혈중 인이 칼슘과 결합하여 저칼슘혈증이 생기며 비타민 D 합성도 저하되면서 부갑상샘기능항진증을 초래하게 된다. 그 결과 뼈가 약해지고 혈관에는 칼슘이 침착하여 혈관 석회화를 일으키게 되는 것이다.

인결합제는 식후에 바로 먹어야 한다. 본 약제를 복용하는 목적이 음식물에 들어 있는 인의 흡수를 막는 데 있기 때문이다. 인결합제가 음식물의 인과 결합하면 불용성 화합물이 만들어져 변으로 배설된다. 자석의 양극과 음극이 바로 달라붙듯이 탄산칼슘 중 칼슘 성분은 인을 만나면 바로 결합한다. 탄산칼슘과 함께 초산칼슘도 인결합제로 많이 쓰이는데 이들을 총칭하여 '칼슘 함유 인결합제'라고 하며 혈청 인 수치를 낮추는 데 효과적으로 쓰인다.

만성 콩팥병 환자는 대부분 인결합제를 복용하지만 식품에 함유된 인 섭취도 줄여야만 혈청 인 수치를 조절할 수 있는 경우가 많다.

인 섭취를 줄이려면 우선 단백질을 적게 먹어야 한다. 그런데 단백질 섭취를 줄이면 인 섭취를 줄일 수는 있지만 그 대가로 영양 결핍 상태가 될 수 있으므로 인 섭취량을 맞추려고 단백질 섭취를 줄이는 것은 현명한 선택이 될 수 없다. 결국 인이 많이 함유된 식품이 무엇인지 파악하고 이들의 섭취를 줄여야 한다.

육류 등 단백질과 함께 인 함량이 높은 음식은 유제품, 콩류, 견과류, 정백하지 않은 빵과 곡류, 탄산음료(특히 콜라) 등이다. 음료(우유나 요구르트(치즈), 두유(콩), 콜라)와 함께 통밀빵이나 현미밥을 먹는 사람을 연상하면 쉽게 기억할 수 있다.

만성 콩팥병과 제산제

콩팥병 환자, 알루미늄과 마그네슘은 피해야 한다

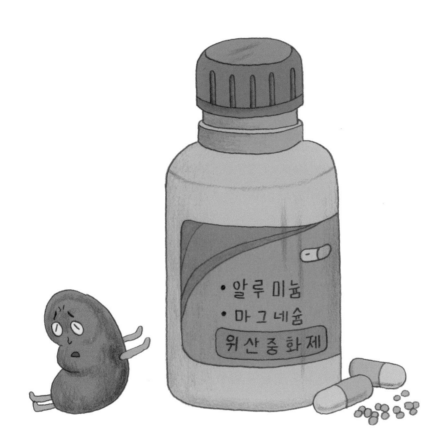

위산 중화 현탁액의 주성분은 알루미늄이나 마그네슘이다. 그런데 알루미늄은 변비를, 마그네슘은 설사를 일으키기 때문에 이 두 가지를 적절히 혼합한 약을 많이 쓴다. 어느 성분의 현탁액이건 만성 콩팥병 환자에게는 문제가 될 수 있다.

2019년 우리나라 식약처에서 발암 물질 함유 문제로 잠정 판매 중지를 발표한 '라니티딘'은 위산 분비 억제제이다. 위산 분비 억제제가 위산의 분비를 억제하는 제산제라면 분비된 위산을 중화하는 약제는 위산 중화제라고 한다. 둘다 속쓰림을 해결하는 주요 약제이다. 과거 필자가 전공의였을 시절에는 하얀 현탁액으로 된 위산 중화제를 많이 사용하였다. 현재는 처방전 없이 약국에서 사 먹을 수 있는 약으로 분류되어 있는데 위벽을 덮어서 속쓰림을 해결해 주는 약으로 잘 알려져 있다. 본 현탁액의 주성분은 알루미늄이나 마그네슘이다. 그런데 알루미늄은 변비를, 마그네슘은 설사를 일으키기 때문에 이 두 가지를 적절히 혼합한 약을 많이 쓴다. 어느 성분의 현탁액이건 만성 콩팥병 환자에게는 문제가 될 수 있다.

　알루미늄 성분의 위산 중화제는 장기 복용 시 만성 콩팥병 환자에게 심각한 부작용을 일으킬 수 있다. 수년 전 알루미늄 포일에 고기를 구워 먹거나 알루미늄(양은) 냄비에 라면을 끓여 먹으면 알루미늄이 녹아 나오므로 건강에 좋지 않다는 보도가 있었다. 특히 염분이 많은 라면이나 김치찌개와 같이 산도가 높은 찌개를 양은 냄비에 끓여 먹을 때는 용기에서 알루미늄이 더 많이 녹아 나올 수 있다는 것이었다. 이는 알루미늄과 건강에 대하여 생각해 보는 계기가 되었고, 그 이후로 고기를 구워 먹을 때 알루미늄 포일을 거의 사용하지 않게 되었다. 그런데 사실 일반인이라면 몸에 들어온 알루미늄이 소변을 통하여 대부분 몸 밖으로 배출되므로 몸 안에 축적될 일이 별로 없다. 그러므로 자주, 장기간 노출되지만 않는다면 일반인에겐 나쁜 영향을 끼치지 않는다.

문제는 장기간 지속적으로 알루미늄에 노출되는 경우이다. 특히 만성 콩팥병 환자라면 더 문제가 된다. 알루미늄 현탁액을 장기간 먹으면 알루미늄 중독증에 걸리기 쉽다. 과거 알루미늄 현탁액은 제산 목적 외에 만성 콩팥병 환자에게 인결합제로 많이 쓰였다. 알루미늄은 음식물에 함유된 인과 결합하여 불용성 화합물을 만들어 인이 흡수되지 않도록 한다. 그런데 이때 문제는 속이 쓰릴 때 한두 번 먹고 마는 것이 아니라 지속적으로 복용해야 한다는 점이다. 만성 콩팥병 환자의 경우 알루미늄이 소변으로 잘 배출되지 못하고 몸 안에 축적되기 쉬워서 장기 복용 시 알루미늄 중독증이 올 수 있다. 알루미늄 중독증은 알루미늄성 뇌증(치매) 및 알루미늄성 골증(골연화증)과 같이 뇌와 뼈에 심각한 이상을 초래하고 소구성 빈혈도 일으킨다. 이러한 이유로 알루미늄 현탁액은 만성 콩팥병 환자의 인 조절 목적으로 사용되지 않는다.

다음으로 문제가 될 수 있는 것이 위산 중화 현탁액에 함유된 마그네슘이다. 만성 콩팥병 환자가 마그네슘이 함유된 현탁액을 많이 먹으면 고마그네슘혈증이 발생하기 쉽다. 이때는 근육 마비, 호흡 억제 등 심한 급성 부작용이 나타날 수 있다. 마그네슘이 함유된 변비약도 널리 쓰이는데 만성 콩팥병 환자는 복용에 주의가 필요하다.

요약하면, 만성 콩팥병 환자는 위산 중화 목적으로 사용하는 마그네슘이나 알루미늄이 함유된 현탁액의 장기 복용을 적극 피해야 한다.

만성 콩팥병, 인과 칼슘

뼈에 좋다는 사골 국물? 오히려 안 좋을 수 있다

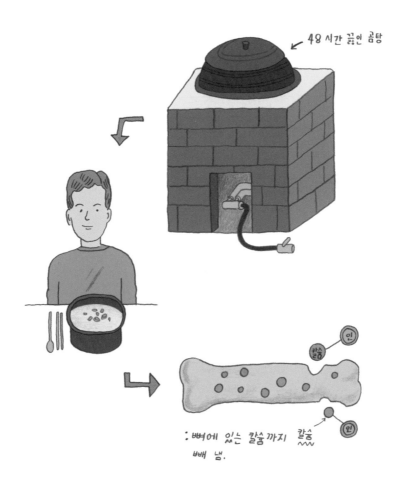

48 시간 끓인 곰탕

인

칼슘

: 뼈에 있는 칼슘까지 칼슘
빼냄.

인

사골 국물을 뼈 건강을 위한 목적으로 먹는 것은 과학적이지 않을뿐더러 현명한 선택이 아니다. 만성 콩팥병 환자에게는 높은 인 함량으로 인하여 오히려 뼈에 해로울 수 있으므로 주의가 필요하다.

무더위가 지나고 가을 기운이 완연해지면 따끈한 설렁탕이나 우거지탕이 생각난다. 어느 곰탕집 창문에는 '48시간 푹 고아 낸 곰탕'이라는 문구가 붙어 있고 가게 안 가마솥에서 사골이 펄펄 끓고 있는 모습이 밖에서 훤히 들여다보인다.

인터넷을 보면 사골을 푹 고아 낸 국물이 단백질, 콜라겐, 콘드로이드 황산, 칼슘, 마그네슘 등이 많아서 성장기 어린이와 노약자에게 좋은 영양 공급원이 되고 뼈 건강에도 좋다고 쓰인 글들이 많다. 그러나 사실 사골 국물의 영양 성분을 제대로 분석한 연구 보고는 드물다. 확실한 것은 사골 국물에 단백질이나 칼슘이 많은 것도 아닐뿐더러 단백질이나 칼슘 공급에 사골 국물보다 더 좋은 식품들이 많다는 것이다.

또 한 가지, 사골은 오랜 시간 푹 우려내고 국물이 너무 연해지지만 않는다면 재탕, 삼탕, 사탕을 해서라도 여러 번 고아 먹는 것이 좋다고 주장하는 사람이 많다. 그러나 이것도 잘못된 상식 중 하나이다. 사골을 오래 자주 끓이면 뼈에서 인이 많이 빠져나온다. 인이 많이 들어 있는 사골 국물은 오히려 뼈에 나쁠 수 있다. 인을 섭취하면 음식물에 함유된 칼슘과 결합하여 불용성 화합물을 만들어서 변으로 배설시키기 때문이다. 즉 인은 칼슘의 흡수를 방해하는데, 여기에 만족하지 않고 뼈에 있는 칼슘까지 빼낸다. 인과 칼슘의 관계는 견우와 직녀의 관계로 비유할 수 있다. 서로 죽고 못 살 정도로 좋아해서 만나기만 하면 즉각 결합한다.

그래서 일반적으로 사골은 한 번에 6시간 정도 고아 내되 세 번까지만 우려 내도록 권유한다. 그러나 필자가 찾아본 바에 따르면 여러 조건을 달리하여 사골을 끓였을 때 칼슘이나 인의 함량이 어떻게 달라지는지 정확히 조사한 논문은 없었다. 이런 실험 데이터가 있었으면 하는 바람이다.

인의 과다 섭취가 가장 문제가 되는 환자는 만성 콩팥병 환자이다. 만성 콩팥병 환자의 콩팥 기능이 저하되면 인의 배설도 감소하는데 이로 인해 고인산혈증이 발생한다. 이것이 시발점이다. 고인산혈증이 생기면 인산이 칼슘을 골 내로 끌고 들어가므로 혈청 칼슘이 떨어지고 활성형 비타민 D의 합성이 감소하며 종국에는 부갑상샘기능항진증이 생겨서 뼈가 약해지게 된다. 이러한 이유로 만성 콩팥병 환자의 식이요법에서 가장 강조되는 것 중의 하나가 인의 섭취 제한이다. 인의 섭취 제한만으로는 혈청 인 수치 조절에 한계가 있으므로 탄산칼슘이나 초산칼슘이 함유된 인결합제를 식후에 바로 복용하도록 처방한다. 인결합제의 칼슘 성분은 음식물에 함유된 인과 결합하여 불용성 화합물을 만들어서 인을 변으로 배설한다. 필자는 병원에서 회진할 때 인 수치가 높은 환자에게는 인이 높은 음식물 리스트를 제공하는데, 여기에는 사골 국물도 포함되어 있다.

요약하면, 사골 국물을 뼈 건강을 위한 목적으로 먹는 것은 과학적이지 않을뿐더러 현명한 선택이 아니다. 사골 국물을 먹지 말라는 것은 아니다. 그러나 만성 콩팥병 환자에게는 높은 인 함량으로 인하여 오히려 뼈에 해로울 수 있으므로 주의가 필요하다는 것이다. 한 가지 덧붙여 말하자면 사골을 끓이는 중에 녹아 나오는 기름은 냉장고에 넣어 두면 허옇게 굳으므로 걷어 내면 된다. 사골 국물로 인한 고지혈증은 문제가 되지 않는다.

콩팥병 환자용 비타민

종합비타민, 콩팥병 환자에게는 해로울 수 있다

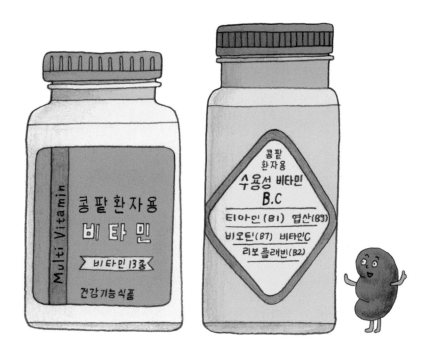

콩팥병 환자의 경우 몸에 좋으라고 먹은 종합비타민이 오히려 건강을 해칠 수 있다. 만성 콩팥병 환자용 비타민은 시중에 두 가지 정도가 나와 있는데 여기에는 수용성 비타민(B, C)만 들어 있다.

추석 명절이 지나고 투석 환자 중 한 분이 필자에게 약통을 하나 꺼내 보여 주면서 먹어도 되냐고 물으셨다. 비타민 A와 E로 구성된 비타민이었다. 눈이 잘 안 보인다고 하는 엄마에게 시력이 좋아지라고 아들이 보낸 명절 선물이었다. 엄마에 대한 아들의 마음이 가득 담긴 귀한 선물이다. 그래서인지 필자는 환자에게 "만성 콩팥병 환자는 아무 비타민이나 복용하면 안 되니 드시지 말라"고 말하면서도 마음 한구석이 불편했다. 그렇다면 만성 콩팥병 환자는 비타민을 어떻게 복용해야 하는가?

　시중에는 종합비타민 또는 멀티비타민이라고 하여 여러 종류의 비타민이 나와 있다. 비타민의 이름에 따라 들어 있는 성분의 종류와 함량이 각각 다르긴 하지만 주로 비타민 A, D, E, K, 비타민 B 복합체 8가지, 비타민 C와 칼슘, 철, 아연, 구리, 셀레늄, 요오드, 망간, 몰리브덴, 크롬과 같은 미네랄로 되어 있다. 마그네슘, 칼륨, 니켈, 루테인, 라이코펜 같은 성분이 첨가된 비타민도 있다. 이들 비타민은 에너지 충전(B2, 나이아신), 면역 기능(아연), 신진대사(B1, 판토텐산, 비오틴), 항산화(E, C, 셀레늄), 혈액 생성(철, 엽산, B12), 피부 건강(A), 뼈 건강(D, 칼슘, 망간), 눈 건강(A)에 효능이 있다고 한다. 효과도 다양하고 좋은 데다가 가격도 아주 고가는 아니어서 명절에 부모님은 물론이고 주변 친척이나 지인에게 큰 부담 없이 선물하기에 적격이다.

　콩팥병 환자의 경우 몸에 좋으라고 먹은 종합비타민이 오히려 건강을 해칠 수 있다. 종합비타민에 함유된 지용성 비타민(A, D, E, K) 때문이다. 지용성 비타민은 기름에 녹는 비타민이라는 말에서 감이 잡히듯이 많이 먹으면 우리 몸의 간이나 피부밑 지방에 축적되고 독성이 올 수 있다. 특히 눈이 좋아지라고 먹는 비타민 A는 과잉 섭취 시 두통, 구역질, 식욕 부진과 간 독성 등 독성 증상이 심하게 나타날 수 있다. 비타민 D는 콩팥병 환자의 부갑상샘기능항진증과 관련된 골 질환 때 사용할 수 있는데 과잉 섭취하면 좋지 않다. 비타민이니까 몸에 좋을 것이라면서 임의로 복용하면 안 되고 꼭 의사와 상의한 후에 먹어야 한다. 특히 종합비타민에 함유된 미네랄 중 칼륨이나 마그네슘은 만성 콩팥병 환자에게 좋지 않다. 고칼륨혈증이나 고마그네슘혈증을 일으켜서 문제가 될 수 있다. 이러한 이유로 종합비타민에 남성용, 여성용, 어르신용, 아이용 비타민이 따로 있듯이 콩팥 환자용 비타민도 따로 있는 것이다.

만성 콩팥병 환자용 비타민은 시중에 두 가지 정도가 나와 있는데 여기에는 수용성 비타민(B, C)만 들어 있다. 티아민(B1), 리보플래빈(B2), 나이아신(B3, 니코틴산), 피리독신(B6), 판토텐산(B5), 코발라민(B12), 엽산(B9), 비오틴(B7) 등 8종의 비타민 B 복합체와 비타민 C가 그것이다. 특히 콩팥병 환자용 비타민에는 엽산과 비타민 B12가 증량되어 있어 콩팥병 환자의 빈혈 예방에 도움이 된다. 동맥경화증의 원인이 되는 고호모시스테인증을 치료하는 데는 엽산과 피리독신이 도움이 된다. 콩팥병 환자용 비타민에는 철분이 들어 있지 않으므로 빈혈을 조혈 호르몬으로 치료할 때는 철분을 추가로 공급하여야 한다.

만성 콩팥병과 비타민 D

만성 콩팥병 환자의 비타민 D 공급은 어떻게 해야 하나?

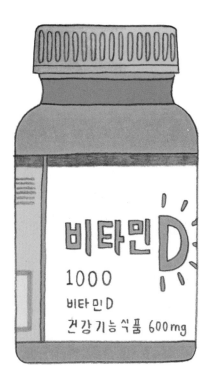

비타민 D는 활성화되어야 비로소 제대로 기능할 수 있다. 만성 콩팥병 환자도 일반인과 마찬가지로 일반 비타민 D를 복용하여도 충분히 제 기능을 한다. 다만 이차성 부갑상샘기능항진증 예방을 위해서는 꼭 활성화 비타민 D를 복용해야 한다.

30대 여성이 모친을 모시고 병원에 왔다. 어머니께 비타민 D 주사를 맞게 해 드리고 싶다고 하였다. 비타민 D가 치매와 심장병 예방은 물론, 면역력을 높여 주어 암이나 감기 등 질환 예방에 효과가 좋다는 말을 어디선가 들은 모양이었다. 이른바 효도 주사이다. 우선 비타민 D를 측정해 보고 비타민 D가 부족하면 주사를 놓아 드리자고 권유하였다.

　체내 비타민 D의 정상 수치는 30~100ng/ml이다. 20ng/ml 미만이면 결핍 상태, 20~30ng/ml이면 부족 상태, 100ng/ml 이상이면 과잉 상태라고 판정한다. 2010년 국민건강영양조사에서는 한국인의 93%가 비타민 D 결핍 상태에 있다고 하였고, 한국인의 혈중 비타민 D 농도는 19.2ng/ml(2008년), 16.1ng/ml(2014년)라는 보고가 있었다. 이에 따르면 우리나라 사람은 대부분 비타민 D 결핍 상태에 있고, 해마다 비타민 D 농도가 꾸준히 감소하는 추세를 보이고 있다. 그러나 비타민 D 판정 기준값이 과도하게 높게 설정되어서 너무 많은 사람이 비타민 D 결핍/부족 진단을 받고 과잉 검사와 과잉 치료의 원인이 되고 있다는 지적이 있는 만큼 이에 대한 검토가 필요할 것으로 보인다.

　비타민 D가 결핍된 이유는 무엇일까? 햇빛 조사량 부족이 주요 원인 중 하나이다. 흔히 매일 20분 정도만 햇볕을 쬐면 충분한 비타민 D를 얻을 수 있다고 말하지만 꼭 그렇다고 볼 수는 없다. 햇볕 조사 당시 처한 조건에 따라 차이가 크기 때문이다. 특히 북위 33도보다 북쪽에 있는 지역에서는 겨울 동안 지표에 도달하는 자외선량이 적어 햇볕을 통한 비타민 D 합성이 미미한데, 우리나라는 이 지역에 위치한다. 게다가 자외선이 피부 노화를 촉진하고 피부암을 일으키는 것으로 알려지면서 사람들이 햇볕에 노출되는 것을 꺼리고, 간단한 외출에도 자외선 차단제를 사용하면서 햇볕을 통한 비타민 D 생성이 더 어려워지고 있다.

체내에 비타민 D가 부족하면 우리 몸에서는 어떤 일이 일어날까? 우선 장에서 칼슘을 흡수하지 못하여 혈액 내 칼슘 농도가 떨어져서 뼈에서 칼슘이 빠져나올 뿐만 아니라 부갑상샘 호르몬 분비를 자극하여 뼈에서 칼슘을 뽑아내므로 골다공증을 일으킨다.

최근에는 여러 가지 암, 심장 질환, 복부 비만, 당뇨병, 고혈압은 물론 우울증과 같은 질환들이 비타민 D 부족과 관련이 있고, 이를 예방하려면 정기적으로 고함량의 비타민 D 주사를 맞아서 일정 레벨 이상의 비타민 D 농도를 유지해야 한다는 주장이 일부 개원가에서 제기되었다. 그러나 명확한 근거는 아직 부족한 상황이다. 반면 비타민 D의 과도한 섭취는 고칼슘혈증과 고칼슘뇨증을 일으키고 콩팥 결석을 초래하며 콩팥과 심혈관계에 손상을 일으킬 수 있다.

체내에 비타민 D가 부족하다면 우선 비타민 D가 많이 함유된 식품(연어, 고등어, 참치 등)을 즐겨 섭취하고 하루에 20분 이상 햇볕에 노출될 수 있도록 노력하여야 한다. 대부분 이것만으로는 부족하기에 비타민 D 제제를 복용한다. 부족한 정도에 따라 복용량은 달라질 수 있으나 일반적으로 하루에 비타민 D 1,000IU 정도면 충분하며 최대 4,000IU까지 복용할 수 있다. 비타민 D 결핍이 아주 심한 경우에는 고용량(20만U)의 비타민 D 주사 요법을 시도할 수 있는데, 한 번의 주사로 비타민 D 수치가 20ng/ml 정도 오르는 효과가 있고 3~6개월 동안 효과가 지속된다고 한다.

비타민 D 제제는 일반 비타민 D(에르고칼시페롤, 콜레칼시페롤)와 활성형 비타민 D(칼시트리올)의 두 가지로 나뉜다. 식품을 통해 직접 섭취하거나 햇볕을 쬐어 피부에서 합성된 비타민은 일반 비타민 D이고, 이 비타민이 간과 콩팥에서 대사과정을 거치면 활성형 비타민 D가 된다. 비타민 D는 활성화되어야 비로소 제대로 기능할 수 있게 된다. 일반인의 경우에는 일반 비타민 D를 복용하여도 충분히 제 기능을 한다. 그렇다면 만성 콩팥병 환자가 일반 비타민 D를 복용할 경우에는 기능에 문제가 없을까?

만성 콩팥병 환자는 콩팥에서 주로 생산되는 비타민 D 활성화 효소(1α-hydroxylase)가 부족하여 비타민 D가 활성화되지 못하므로 일반 비타민 D는 효과가 없을 것이라는 우려가 있다. 그러나 실제로는 일반 비타민 D를 복용하여도 효과에 문제가 없다. 콩팥에서 활성형 비타민으로 전환될 때 작용하는 효소가 콩팥 외 다른 조직에도 존재하기 때문이다. 따라서 투석하기 전 단계의 만성 콩팥병 환자는 일반인과 똑같이 일반 비타민 D를 복용해도 문제가 없다. 단, 만성 콩팥병 환자의 이차성 부갑상샘기능항진증 예방을 위해서는 꼭 활성형 비타민 D를 사용해야 한다.

만성 콩팥병과 근감소증

피할 수 없는 근육량 감소… 가볍게 보아서는 안 될 중요 소견!

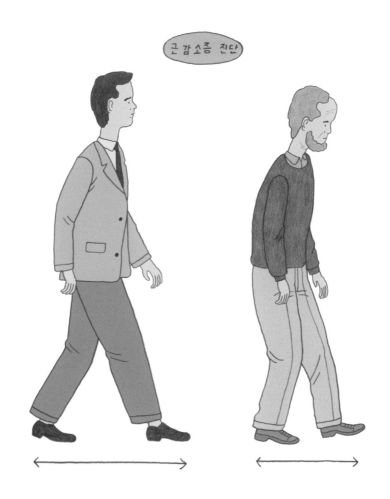

세계보건기구에서는 2017년, 노년의 근감소증을 공식 질병으로 인정했고 우리나라에서도 질병분류코드를 부여했다. 노년의 근감소증을 자연스러운 노화 현상으로만 보아 넘겨서는 안 된다는 뜻이다. 노인의 근감소증은 근육량, 근력(악력), 보행 속도 측정을 통해 진단한다. 노인에게 만성 질환이 있으면 근감소증이 더 심할 수 있다. 말기 신부전으로 인한 투석 환자가 대표적이다.

국제적으로 통용되는 노인의 연령 기준은 65세 이후이다. 근육량은 나이가 들어가면서 점차 줄어든다. 30세 이후 1년에 약 0.5~1%씩 감소하여 노년기가 되면 근육량이 거의 청년기의 절반 정도밖에 안 된다고 한다. 근육의 무게는 체중의 15~25% 정도밖에 안 된다. 세계보건기구에서는 2017년에 노년의 근감소증을 공식 질병으로 인정했고 우리나라에서도 질병분류코드를 부여했다. 노년의 근감소증을 자연스러운 노화 현상으로만 보아 넘겨서는 안 된다는 뜻이다. 근육량이 줄어들고 근력이 떨어져서 노년기 삶의 질을 크게 저하시킬 뿐만 아니라 낙상 위험도 높인다. 특히 낙상에 따른 골절은 노인층 사망의 주요 원인 중 하나이다.

노인의 근감소증은 근육량, 근력(악력), 보행 속도 측정을 통해 진단한다. 체성분 분석 검사로 근육량을 재어서 65세 이상 남성은 $7.0\,kg/m^2$ 이하, 여성은 $5.7\,kg/m^2$ 이하이면 근감소증으로 판정한다. 악력은 남성이 $26\sim27\,kg$, 여성은 $16\sim18\,kg$ 미만이 기준이고, 근력은 의자에 앉았다 일어서기를 5회 하는 데 걸리는 시간이 15초 이상이면 약한 것이다. 보행 속도는 중증도를 판단하는 기준으로 삼는데, 4m를 걷는 데 5초 이상 걸리면 중증의 근감소증이다. 그리고 종아리 둘레를 재어서 $32\,cm$ 미만이거나 양손 엄지손가락과 집게손가락을 각각 맞대고 자기 종아리 중 가장 굵은 부위를 둘러싸듯 감쌌을 때 딱 맞거나 헐렁하다면 근감소증의 가능성이 크다.

노인에게 만성 질환이 있으면 근감소증이 더 심할 수 있다. 말기 신부전으로 인한 투석 환자가 대표적이다. 이들은 대부분 고령인 데다 운동량이 부족하고 영양 결핍이 자주 동반되어 근감소증이 잘 생길 여건을 갖추고 있다. 더구나 말기 신부전 환자에게는 말초신경병증이 흔하게 합병되므로 근 위축이 잘 발생할 수 있고 비타민 D의 결핍, 부갑상샘기능항진증, 카르니틴 부족에 의한 근병증도 잘 발생한다.

근감소증을 예방하려면 지속적이고 규칙적인 근력 운동을 하고 근육 생성에 도움이 되는 영양소인 육류 등 양질의 단백질 섭취가 중요하다. 운동은 근력 운동과 함께 유산소 운동을 적절히 병행하는 것이 바람직하다. 유산소 운동은 심혈관 질환 예방에 좋기 때문이다. 근력 운동은 팔 굽혀 펴기, 바벨 운동, 스쿼트 같은 운동이 좋으며 본인에게 맞는 운동을 선택하여 무리하지 말고 점진적으로 강도를 높여 가는 것이 바람직하다.

단백질 섭취량은 체중 1kg당 1~1.2g을 권유한다. 이러한 고단백 섭취는 투석 환자에게는 문제가 되지 않으나 1, 2, 3단계의 만성 콩팥병 환자라면 고단백 섭취가 콩팥 기능 손실을 촉진한다는 점을 고려하여야 한다. 그리고 말기 신부전 환자에게 흔히 동반되는 근병증은 L-카르니틴 보충으로 개선할 수 있다. L-카르니틴은 근육세포에 에너지를 제공하는 일에 관여하는데 만성 콩팥병 환자는 카르니틴 생산이 감소하고 음식물을 통한 섭취가 줄어들 뿐 아니라 혈액투석 중 제거된다.

콩팥과 운동

운동 습관 이야기

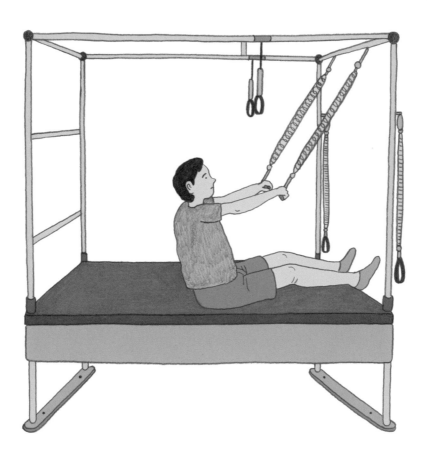

몸이 약하거나 만성 질환이 있는 환자에게 운동의 효과와 필
요성은 더 크다. 혈액투석 환자가 적절한 운동을 하면 체력과
삶의 질이 좋아지며, 낙상 및 골절의 위험, 빈혈, 혈압 관리에
도움이 되고, 부종 및 체중 관리와 불면증, 우울감의 호전에도
큰 도움이 된다.

요즘 각광을 받는 '필라테스'라는 운동이 있다. 몸매 관리에 관심이 많은 젊은 여성뿐 아니라 남성 필라테스, 실버 필라테스, 임산부 필라테스 등 다양한 고객층을 대상으로 하는 필라테스 센터가 성업 중이다. 누군가는 체중 감량을 위하여 필라테스 센터에 가고, 누군가는 건강 관리 혹은 재활 치료의 목적으로 가기도 한다.

제1차 세계대전 당시 영국의 포로수용소에서 근무하던 요제프 필라테스(Joseph H. Pilates)는 포로들의 운동 부족과 재활 치료를 위해 간단한 기구로도 운동할 수 있는 운동 방법을 고안하였다. 환자들이 침상에 누워 있는 동안 운동시키기 위하여 병원 침대에 스프링을 장착하였는데, 이것이 '캐딜락'이라고 하는 필라테스 운동 기구의 원조이다.

말기 신부전으로 주 3회 혈액투석 치료를 받는 환자 A씨는 운동을 해야 할까? 할 수 있을까?

A씨는 42세의 젊고 상대적으로 건강한 남성 환자다. 무역회사에서 일하는 그는 다행히 주5일제 직장이어서 토요일은 쉬면서 투석을 받고, 평일에는 근무가 끝나는 저녁 6시가 넘어서 야간 투석을 받는다. 투석을 받은 지 수년이 지나 충분히 적응도 했고, 점차 근육이 줄어드는 자신의 다리를 보며 운동해야겠다는 생각은 하지만 시간이 없다며 이렇게 하소연한다. "근무 후 쉬어야 할 시간에 투석해야 하고, 토요일에도 투석해야 하니까요. 운동해야 한다는 건 알지만 실행하기가 어려워요."

42세의 남성 환자 A씨에게는 투석을 받는 시간에 운동해 보라고 권유하였다. 투석하는 4시간 중 초반 2시간 중에 운동을 시행하고, 간단한 스트레칭과 눕거나 앉아서 하는 복근 운동 및 다리 근력 운동 등을 해 보기로 하였다. 이전에는 투석하는 4시간 동안 누워 있거나 휴대폰을 보거나 노트북을 하며 시간을 보냈다면, 이제 그중 30분은 운동하는 것을 목표로 하였다.

한편 최근 투석을 시작한 87세의 여성 환자 B씨가 있다. 연세와 질병에 비하면 건강한 편으로, 혼자 걸어서 투석실에 갈 수 있으며 요양보호사가 투석실까지 동행하여 데려다준다. 혼자 살기에 그 외의 시간에는 집에만 있는다. 나가서 돌아다니다가 넘어질까 봐 두려운 B씨의 유일한 운동은 주 3회 집에서 투석실까지 걸어가는 일이다.

87세의 여성 환자 B씨에게는 투석하지 않는 날에는 요양보호사와 함께 집 주변을 산책해 보라고 권유하였다. 걷기 운동을 시작한 뒤 심장 기능도 좋아지고, 투석 중 저혈압이 많이 호전되었던 다른 노인 환자분의 예를 설명했다. 투석 중에 혈압이 떨어지거나 투석 후에 쥐가 나는 일이 자주 있었는데 꾸준히 걸으면 좋아질 수 있다고 격려하였다.

혈액투석 환자가 적절한 운동을 하면 체력과 삶의 질이 좋아지며, 낙상 및 골절의 위험, 빈혈, 혈압 관리에도 도움이 되고, 부종 및 체중 관리와 불면증, 우울감의 호전에도 큰 도움이 된다. 투석 환자에게 적절한 운동이란 건강 관리이며, 일상생활을 유지하기 위한 재활이다. 운동의 필요성을 절감하고 있는 투석 환자로서 운동을 계획하고 있다면 다음과 같은 사항을 고려해야 한다.

- 투석을 시작한 지 최소 3개월 이상 지나서 몸과 마음이 적응되었는가?
- 일상생활에서 어지럽거나 호흡곤란이 있는가? 빈혈이 심하다면 호전된 뒤에 운동을 시작하는 것이 좋다.
- 최근 혈압이 너무 높아졌다면 혈압이 조절된 후에 운동을 시작해야 한다.
- 투석한 날에는 몸이 더 힘들 수 있다. 운동하기에는 투석한 다음 날이 가장 적합하다.
- 체중 증가가 심할 때 운동으로 땀을 흘리면 체중 조절에 도움이 되지만, 부종이 심하여 숨이 찬 경우 운동하는 것은 위험하다.

각자의 운동 능력과 질병 상태, 생활 환경이 다른 만큼 자신이 처한 상황에서 장기적으로 할 수 있는 수준의 운동을 계획해야 한다. 물론 운동은 시작하기보다 유지하기가 더 어렵다. 운동에 관해서 의료진과 자주 상의하고, 다른 환우들의 운동 경험담에 귀 기울여 보는 것도 운동을 유지하는 데 도움이 될 것이다.

만성 콩팥병 환자의 변비약

변비약도 먹는 순서가 있다

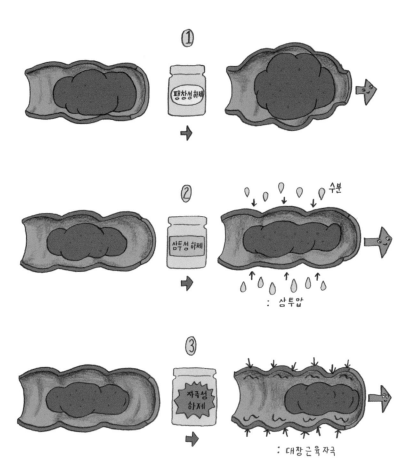

만성 콩팥병 환자, 특히 투석 환자는 변비가 흔하고 심하다. 식이섬유 섭취가 부족하고, 물도 마음껏 못 마시며, 식사량도 많지 않고 신체 활동도 모자라고 스트레스에 많이 시달린다. 또한 변비를 유발하는 칼슘이나 철분을 함유한 약을 많이 먹는다. 따라서 필요한 경우 변비약을 먹을 수밖에 없는데, 이때 마그네슘 성분을 피하고 장기간 투여하지 않는다.

변비는 매우 흔한 증상으로 국민 질병(?)이라고 할 만큼 많은 사람을 불편하게 한다. 변비가 있으면 늘 배에 뭔가 꽉 찬 듯 답답하고 묵직하다. 변비는 일주일에 배변 횟수가 3회 미만이거나 변을 보기가 힘들어 과도하게 힘을 주어야 하고 변이 너무 딱딱해진 경우를 말한다. 나이가 들수록 증가하는 경향을 보이며 남성보다는 여성에게 더 많이 발생한다. 만성 콩팥병 환자는 어떠할까?

만성 콩팥병 환자, 특히 투석 환자는 변비가 흔하고 심하다. 변비가 잘 생기는 모든 요인을 갖추고 있기 때문이다. 우선 식이섬유 섭취가 부족할 수밖에 없다. 식이섬유가 풍부해 변비 해결에 도움이 되는 현미, 보리, 통밀은 칼륨과 인 때문에 먹지 말라 하고, 과일과 채소는 칼륨 때문에 먹지 말라고 한다. 물도 마음껏 못 마신다. 부종이나 혈압 문제를 일으킬 수 있어 물을 많이 마시지 말라고 하기 때문이다. 식사량도 많지 않고 신체 활동도 모자라며 스트레스에 많이 시달린다. 마지막으로 가장 중요한 부분일 수도 있는데 변비를 유발하는 칼슘이나 철분을 함유한 약을 많이 먹는다. 또한 감기약에 함유된 항콜린제나 코데인 등 진해제도 변비를 악화시킬 수 있다. 이 모든 것이 만성 콩팥병 환자에게 변비가 잘 오는 요건이다. 이러한 변비 유발 원인을 피하면 좋을 텐데 콩팥병이 있기 때문에 그럴 수도 없다. 결국 필요한 경우 변비약을 먹을 수밖에 없다.

변비약은 하제(下劑) 또는 완하제(緩下劑)라고도 한다. 변을 무르게 하거나 설사를 하게 하는 약이라는 뜻이다. 변을 무르게 하는 기전에 따라서 팽창성 하제, 삼투성 하제, 자극성 하제 등으로 나눈다. 변비약도 먹는 순서가 있다. 일반적으로 팽창성 하제를 먼저 사용하고, 반응에 따라서 삼투성 하제와 자극성 하제를 순차적으로 사용한다. 여기에 하제에 포함되지는 않지만 프로바이오틱스라는 유산균 제제를 추가로 사용하면 도움이 된다.

첫째, 팽창성 하제는 말 그대로 변의 부피를 팽창시키는 약이다. 섬유소 성분인 차전자피(질경이씨 껍질)와 폴리카르보필 제제가 있다. 식이섬유 성분이 수분을 흡수해 변의 양을 늘려 변의를 느끼게 하고 변을 부드럽게 한다. 변의 양이 적고 딱딱한 경우에 효과적이다. 평소 식이섬유를 충분히 섭취하지 못하는 사람에게 유용하다. 충분한 물과 함께 복용한다.

둘째, 삼투성 하제는 장내 삼투압을 증가시켜서 변 쪽으로 수분이 모여들게 하는 설사약이다. 무기염류인 마그네슘염, 비흡수성 다당류인 락툴로오스, 고분자 화합물인 폴리에틸렌글리콜 등이 이에 해당한다. 단 마그네슘염은 고마그네슘혈증을 일으킬 수 있어서 만성 콩팥병 환자는 피해야 한다.

마지막으로 자극성 하제는 장 점막을 직접 자극해 장운동을 활발하게 하도록 하고 장 점막에서 점액 분비를 자극하여 변의 양을 늘리는 약이다. 단일제로는 비사코딜, 피코설페이트, 센노사이드 등이 있다.

만성 콩팥병 환자는 변비약을 적절히 사용하되 마그네슘 성분의 변비약만 피하면 된다. 그리고 변비약을 변비 증상의 완화 목적으로 일시적으로 복용해야지 장기간 투여하는 것은 바람직하지 않다. 일주일 정도 투여하여도 증상이 개선되지 않으면 투여를 중지하고 의사 또는 약사와 상의하도록 한다.

만성 콩팥병과 커피

만성 콩팥병 환자에게 커피는 독인가, 약인가?

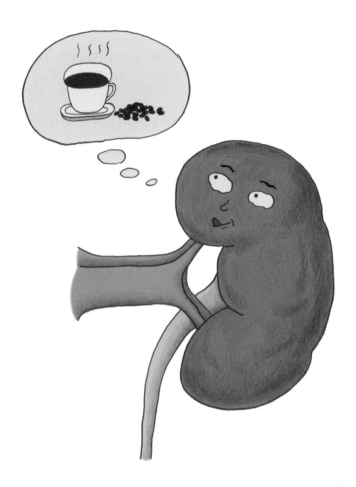

커피가 혈압이나 뼈에 미치는 영향 등을 고려하면 커피가 콩팥에 나쁘다고 볼 수도 있지만 커피의 항산화, 항염증 효능을 생각하면 커피를 굳이 금기할 필요는 없을 것 같다. 최근 국내 한 대학병원이 발표한 바에 따르면 하루 커피 한 잔이 만성 콩팥병 발생 위험성을 24%나 낮춰준다고도 하였다. 커피가 콩팥 손상을 예방하는 효과가 있다는 것이다.

커피에 관해서는 건강에 좋다, 나쁘다, 너무 많이 마시지만 않으면 좋다는 등 의견이 분분하다. 한마디로 단정 짓기에는 어려움이 많다는 얘기일 것이다.

커피에는 카페인이 많이 들어 있다. 카페인은 적정량을 섭취할 경우 각성 효과가 있어서 졸음 방지, 피로 회복, 집중력 향상에 도움이 되고 인지력을 향상시킨다. 치매 예방에도 도움이 된다고 한다. 하루에 1~3잔 정도의 커피는 건강에 도움이 된다고 볼 수 있다. 그러나 너무 많이 섭취하면 불안, 흥분 상태를 불러일으키고 숙면을 방해하며 불면을 유도하기도 한다. 또한 칼슘 흡수를 막아서 골다공증을 일으킬 수도 있다. 이러한 이유로 커피는 과하면 해롭다. 커피 섭취에도 '과유불급'이라는 말이 통하는 것 같다.

고혈압 환자에게 커피는 어떤가? 카페인은 심장을 두근거리게 하고 혈압을 올린다. 따라서 고혈압 환자는 커피를 피하라고 권유받는다. 그렇지만 좋은 작용도 있다. 이뇨 작용을 촉진하여 체내 수분 배출에 도움을 주며 장기적으로는 혈압 감소 효과를 보이기도 한다. 또한 커피에는 항산화 효과가 있다. 폴리페놀이라는 성분이 들어 있어서 체내 활성 산소를 제거하거나 활성 산소에 의한 세포 손상을 막아 주는 효과가 있다. 적정량의 커피는 심장 질환이 발생할 위험성을 24%나 감소시키는 좋은 효능도 보인다.

만성 콩팥병 환자에게 커피는 어떨까? 커피가 혈압이나 뼈에 미치는 영향 등을 고려하면 커피가 콩팥에 나쁘다고 볼 수도 있지만 커피의 항산화, 항염증 효능을 생각하면 커피를 굳이 금기할 필요는 없을 것 같다. 최근 국내 한 대학병원이 발표한 바에 따르면 하루 커피 한 잔이 만성 콩팥병 발생 위험성을 24%나 낮춰 준다고도 하였다. 커피가 콩팥 손상을 예방하는 효과가 있다는 것이다. 물론 커피 섭취와 만성 콩팥병 발생 및 진행 사이의 정확한 인과 관계가 밝혀진 것은 아니다.

만성 콩팥병 환자가 커피를 마실 때 주의해야 할 점이 하나 있다. 커피에는 칼륨이 많이 포함되어 있다. 일반 콩과 마찬가지로 커피콩도 칼륨 함량이 높기 때문이다. 따라서 만성 콩팥병 환자가 커피를 많이 마시면 고칼륨혈증이 와서 근육에 힘이 빠지거나 심장에 부정맥이 올 수 있으므로 주의가 필요하다. 특히 투석 환자나 칼륨 수치가 높은 만성 콩팥병 환자는 과일, 채소와 마찬가지로 칼륨 함량이 높은 커피도 피하는 것이 바람직하다. 추가로 덧붙이자면, 커피 대신 흔히 찾는 현미녹차나 옥수수차에는 칼륨이 커피보다 더 많이 함유되어 있다. 그리고 원두커피 외에 흔히 즐겨 먹는 커피믹스의 크림은 인의 함량이 높기 때문에 더욱 피하는 것이 좋다.

당뇨병, 콩팥병과 술

당뇨병 환자와 콩팥병 환자, 음주해도 될까?

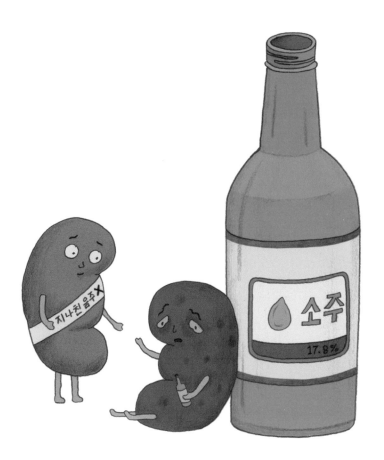

섭취한 알코올은 대부분 간에서 대사되고 일부만 콩팥으로 배설된다. 소변으로 배출되는 알코올은 섭취한 알코올의 2% 정도에 불과하고 과음한 경우에도 최대 10%를 넘지 않는다. 알코올 분해와 배설 과정에서 콩팥의 역할이 크지는 않다는 말이다. 그러나 당뇨병성 콩팥병 환자에게 과도한 음주는 여러 가지 면에서 도움이 되지 않으므로 피하는 것이 좋다.

'맥주를 아무리 많이 마셔도 단 한 번도 취한 적이 없다는 영국의 42세 남성'에 대한 기사를 본 적이 있다. 이 남성에게서 콩팥이 다섯 개나 발견되었는데 절대로 취하지 않는 비결이 콩팥이 많은 것과 관련 있다고 해서 화제가 된 것이다. 기사에 나온 설명에 따르면 콩팥이 많아서 알코올을 잘 분해해 배출하기 때문에 취하지 않는다고 한다. 콩팥이 많으면 정말 술에 취하지 않을까? 알코올 분해 및 배출과 관련하여 콩팥의 역할을 알아보자.

알코올 분해와 배설 과정에서 콩팥의 역할은 사실상 크지 않다. 일반인의 알코올 대사 과정은 다음과 같다. 섭취한 알코올은 위(10%)와 소장(90%)에서 흡수되어 간으로 간다. 간에서는 2단계의 대사 과정을 거친다. 알코올 분해효소에 의해 아세트알데히드가 만들어지는 단계와 알데히드 분해효소에 의해 아세트알데히드로부터 아세트산이 만들어지는 단계로 나뉜다. 이후 아세트산은 물과 이산화탄소로 완전히 분해되는데 이때 만들어진 물은 콩팥을 통해서, 이산화탄소는 호흡기를 통해서 배설된다. 분해되지 않은 나머지 알코올은 혈중에 남아 있다가 소변이나 땀으로 배출되면서 몸에서 완전히 제거(?)된다. 결국 섭취한 알코올은 대부분 간에서 대사되고 일부만 콩팥으로 배설되는 것이다. 소변으로 배출되는 알코올은 섭취한 알코올의 2% 정도에 불과하고 과음한 경우에도 최대 10%를 넘지 않는다. 알코올 분해와 배설 과정에서 콩팥의 역할이 크지는 않다는 말이다. 이러한 점을 고려할 때 앞서 언급한 기사에서 전한 취하지 않는 이유에 대한 설명에는 이해하기 어려운 부분이 있다.

당뇨병성 콩팥병 환자인데 술을 마셔도 되냐는 질문을 종종 받는다. 이러한 환자분들은 당뇨병과 콩팥병을 모두 앓고 있으므로 하나씩 살펴보도록 하자. 우선 당뇨병 환자는 되도록 술을 피하는 것이 좋다. 이유는 크게 두 가지이다. 첫째, 술은 영양소는 없고 열량만 높은 식품(?)으로 1g당 7cal의 열량을 가지고 있어서 체중 감량이 필요한 경우 술은 바람직하지 않다. 둘째, 술은 심한 저혈당에 빠지게 할 수 있다. 간에서 술이 분해되는 과정에서 당이 제대로 생산되지 못하기 때문이다. 특히 빈속에 술을 마시면 문제가 되는데 당뇨약으로 인한 저혈당이 심해지고 오래갈 수 있다. 어쩔 수 없이 술자리를 가지게 되었더라도 공복에는 음주하지 않아야 한다. 음주 전에 평소 식사량의 반 정도는 미리 (몰래?) 먹어 두는 것도 한 방법이다. 그리고 당질이 많은 와인류는 피하는 것이 바람직하고, 알코올 도수가 높은 술은 토닉워터나 미네랄워터에 희석해서 먹는 것이 좋다.

콩팥병 환자도 술을 멀리하는 것이 좋다. 콩팥이 알코올 분해와 배설 과정에서 하는 역할은 그리 크지 않다고 하더라도 알코올 배설에 일부 영향을 주는 것은 사실이기 때문이다. 그리고 음주는 탈수를 유발하고 고요산증도 일으킬 수 있는데 이들 모두 콩팥에 악영향을 미친다.

이렇듯 당뇨병성 콩팥병 환자에게 과도한 음주는 여러 가지 면에서 도움이 되지 않으므로 피하는 것이 좋다.

만성 콩팥병과 진통제

콩팥과 상극인 진통제, 잘 고르는 법은?

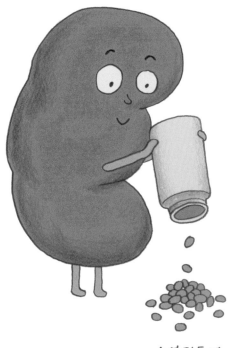

소염진통제

진통제를 먹으면 속이 쓰리므로 공복에 진통제를 먹으면 안
된다는 것은 우리에게 상식으로 통한다. 이러한 문제를 해결
해 위장관을 보호하는 새로운 소염진통제가 개발되어 많이
사용되고 있다. 위장관을 보호하는 진통제가 있듯이 콩팥을
보호하는 진통제는 없을까?

진통제를 먹으면 속이 쓰리므로 공복에 진통제를 먹으면 안 된다는 것은 우리에게 상식으로 통한다. 이러한 진통제의 위장관 문제를 해결한 새로운 소염진통제가 개발되어 많이 사용되고 있다. 소위 'COX-2 억제제'라고 하는 위점막 보호 효과가 있는 소염진통제이다. COX(Cyclooxygenase) 효소 중 위장관의 점막을 보호해 주는 COX-1 효소는 억제하지 않고 통증 및 염증을 유발하는 COX-2 효소만 선택적으로 억제하여 위장관 문제를 없앤 새로운 약제이다.

위장관을 보호하는 진통제가 있듯이 콩팥을 보호하는 진통제는 없을까?

진통제는 크게 해열진통제와 소염진통제의 두 가지로 구분한다. 모두 콩팥 질환을 유발할 수 있다. 해열진통제는 말 그대로 열을 내리고 진통 효과를 보이는 진통제로 아세트아미노펜(타이레놀)이 대표적이다. 소염 작용은 없다. 반면 소염진통제는 진통 효과와 함께 항염 작용을 한다. 아스피린, 브루펜, 디클로페낙, 폰탈 등 상당히 많은 약제가 여기에 속한다. 스테로이드도 소염진통제이긴 하지만 일반적으로 소염진통제라 하면 '비스테로이드성 소염진통제(Non-steroidal anti-inflammatory drugs, NSAIDs)'를 말한다.

소염진통제는 콩팥 기능을 악화시키는 가장 주된 원인 중 하나이다. 기능이 잘 유지되던 만성 콩팥병 환자가 갑자기 콩팥 기능이 나빠졌다면 진통제 복용 여부를 꼭 확인하여야 한다. 또한 소염진통제는 부종과 고혈압을 일으킨다. 갑자기 부종이 생겨 병원을 찾은 환자나 갑자기 혈압 조절이 잘 안 되는 고혈압 환자의 경우에도 그 원인 중 하나로 진통제 복용을 따져 보아야 한다. 그리고 소염진통제는 고칼륨혈증도 악화시킨다. 이러한 나쁜 영향들은 소염진통제가 신혈관 확장 작용을 하는 '프로스타글란딘'이라는 물질의 합성을 억제하고 신혈관을 수축시키기 때문에 발생한다. 특히 탈수가 있거나 고령이거나 콩팥 기능이 저하된 사람을 더욱 괴롭히는데, 이렇게 부작용에 취약한 사람은 비스테로이드성 소염진통제 복용을 특히 조심하여야 한다.

해열진통제인 아세트아미노펜도 콩팥병을 일으킬 수 있다. 과량의 아세트아미노펜을 아스피린과 함께 장기간 복용하면 '진통제 신증(analgesic nephropathy)'을 유발한다. 콩팥에 침착된 아세트아미노펜이 유두부 괴사를 일으켜서 육안적 혈뇨와 복통을 유발하고, 약을 끊지 않으면 5~10년 후에 말기 신부전에 빠질 수 있는 질환이다.

안타깝게도 콩팥을 보호하는 진통제는 없다. 그러므로 콩팥병 환자에게 진통제가 필요한 경우에는 진통제가 콩팥에 미치는 영향을 잘 이해하고 적절한 진통제를 선택하여야 한다. 만성 콩팥병 환자의 해열 목적으로는 소염진통제보다 아세트아미노펜을 쓰는 것이 좋다. 진통 목적으로도 소염진통제는 되도록 피하는 것이 좋다. 단, 트라마돌 같은 약한 마약성 진통제는 콩팥 기능에 영향을 미치지 않으므로 잠시 사용하는 것은 무방하다. 이런 경우 마약성 진통제의 의존성은 문제가 되지 않는다.

만성 콩팥병과 진통제

진통제를 먹지 말라고 했지만 통증을 참기가 힘들다면

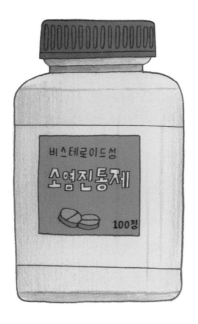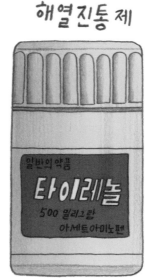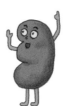

일반 노인이나 만성 콩팥병을 앓고 있는 고령의 노인이 병원에서 가장 손쉽게 처방받는 약물 중 하나가 진통제다. 퇴행성 관절염이나 치주염, 감기를 자주 앓기 때문이다. 하지만 진통제는 만성 콩팥병을 앓는 고령의 노인은 물론 콩팥 기능이 정상인 노인들에게도 급성으로 콩팥 손상을 일으키는 아주 흔한 원인이다. 그러나 만성 콩팥병 환자에게 무작정 통증을 참으라고만 할 수는 없는 노릇이나, 이에 콩팥 기능을 악화시키지 않는 진통제들을 소개한다.

우리가 사는 요즘 시대는 60대는 청년이고 80대는 넘어야 노인이라고 할 정도로 노인이 많고 건강한 시대이다. 90세가 넘는 고령임에도 본인이 복용하는 약물의 이름을 줄줄 외울 정도로 총명한 어르신들을 종종 뵙는다. 콩팥은 어떠한가? 세월이 흐르면 콩팥도 따라서 늙는다. 당뇨, 고혈압, 사구체신염 같은 질병이 있으면 콩팥이 먼저 늙어 버린 경우도 흔하다. 나이를 먹거나 질병에 걸리거나 콩팥이 늙어서 제 기능을 못 하는 질환이 만성 콩팥병이다. 건강보험심사평가원 통계자료에 따르면 우리나라 국민 10명 중 1명이 만성 콩팥병 환자이고 이 중 65세 이상 노인이 58%를 차지한다고 한다.

일반 노인이나 만성 콩팥병을 앓고 있는 고령의 노인들이 병원에서 가장 많이 처방받는 약물 중 하나가 진통제다. 퇴행성 관절염이나 치주염, 감기를 자주 앓기 때문이다. 하지만 진통제는 만성 콩팥병을 앓는 고령의 노인은 물론 콩팥 기능이 정상인 노인들에게도 급성으로 콩팥 손상을 일으키는 아주 흔한 원인이다. 진통제 중 '비스테로이드성 소염진통제'가 콩팥 기능 저하를 유발한다. 본 약제의 진통, 해열, 염증 억제 효과는 프로스타글란딘이라는 물질의 생성을 억제함으로써 이루어지는데, 이때 프로스타글란딘의 생성이 줄어들면서 콩팥으로 가는 혈액이 감소하기 때문이다. 프로스타글란딘은 콩팥 혈류 공급의 입구인 수입세동맥을 이완시켜 사구체로 들어가는 혈류의 양을 늘려 주는 역할을 하는데 이 기능이 차단되는 것이다. 따라서 진통소염제를 먹으면 콩팥이 제대로 혈액을 공급받지 못해 콩팥 기능이 나빠지고 몸이 붓기도 한다. 특히 노인이나 만성 콩팥병이 있는 사람의 경우 콩팥 혈류 유지에 프로스타글란딘의 역할이 매우 크기 때문에 한두 번의 약물 복용으로도 콩팥 기능이 확 나빠질 수 있다. 이러한 이유로 필자는 외래 진료를 온 콩팥 환자들에게 진통소염제 복용을 주의하도록 아주 초기부터 반복적으로 교육한다.

그러나 만성 콩팥병 환자에게 무작정 통증을 참으라고만 할 수는 없는 노릇이다. 이에 콩팥 기능을 악화하지 않는 진통제들을 소개한다.

우리가 흔히 '타이레놀'이라고 부르는 아세트아미노펜은 콩팥 기능이 저하된 환자나 노인도 안전하게 사용할 수 있는 진통제이다. 그렇지만 약물 분해가 대부분 간에서 이루어지므로 간이 좋지 않은 환자들은 주의가 필요하다. 또한 '트라마돌'이라는 약한 오피오이드 계열의 진통제를 사용할 수 있다. 이는 진통 효과는 좋지만 드물게 구토나 변비 등의 부작용이 있을 수 있어 주의가 필요하다.

이들 약제로도 통증이 잘 조절되지 않을 때는 일반 마약성 진통제를 사용할 수 있다. 주사제부터 먹는 약, 피부에 부착하는 패치 등 다양한 형태가 있어 적절한 것을 선택할 수 있다. 마약성 진통제는 마약에 대한 의존성이나 변비가 생길 수 있으며, '마약'이라는 이름 때문에 반감을 표하는 이들도 있다. 하지만 통증을 억제할 수 있는 정도로만 최소한의 용량을 사용하면서 변비 조절을 한다면 통증을 견디며 사는 것보다 훨씬 더 삶의 질을 높일 수 있다.

단, 통풍의 급성 발작 때처럼 극심한 관절 통증과 함께 관절 내 염증 때문에 관절이 붉게 변하며 부어오를 때는 진통제 외에 소염제가 꼭 필요하다. 이때는 일반 진통소염제 대신 '스테로이드'라는 약물을 선택하는 것이 좋다. 스테로이드는 부작용이 많은 약물이지만 단기간 사용하면 부작용이 잘 나타나지 않고 염증과 통증을 효과적으로 조절할 수 있는 약제이다.

만성 콩팥병과 CT/MRI 검사

만성 콩팥병 환자는 CT도 MRI도 위험할 수 있다던데

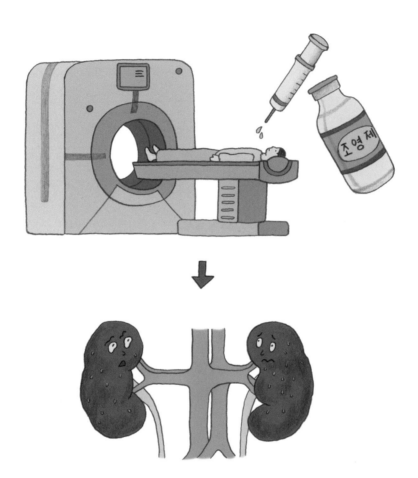

만성 콩팥병 환자는 CT와 MRI 검사를 꼭 해야만 하는 경우가
많다. 그런데 둘 다 심각한 부작용을 초래할 수 있어서 다른
검사로 대체할 수 없는 경우 난감한 상황에 빠진다. 이 검사에
사용하는 조영제들은 모두 콩팥 독성이 있기 때문이다. 그런
데도 CT 촬영이나 MRI 검사를 해야 할까?

만성 콩팥병 환자는 전산화단층촬영(computed tomography, 이하 CT)과 자기공명영상(magnetic resonance imaging, 이하 MRI) 검사를 꼭 해야만 하는 경우가 많다. 그런데 둘 다 심각한 부작용을 초래할 수 있어서 다른 검사로 대체할 수 없는 경우 난감한 상황에 빠진다. CT에는 요오드화 조영제가 사용되고, MRI에는 가돌리늄 조영제가 사용되는데 이 조영제들은 모두 콩팥 독성이 있기 때문이다. 특히 만성 콩팥병 환자는 이들 조영제를 사용한 후에 심각한 합병증이 발생할 수 있다. 그런데도 CT 촬영이나 MRI 검사를 해야 할까? 아니면 검사를 포기하는 것이 옳을까?

CT 검사와 심혈관계 조영술에 사용되는 요오드화 조영제는 콩팥 손상을 일으키는 가장 흔한 콩팥 독성 물질 중 하나이다. 콩팥 손상은 대개 조영제 검사를 시행하고 하루나 이틀이 지나 혈청 크레아티닌이 상승하기 시작하면서 나타나서 일주일 이내에 회복되는 경과를 거친다. 다행히도 투석이 필요할 정도의 심각한 손상과 영구적 손상은 드물다. 조영제의 반감기가 2시간 정도인데 20시간이면 몸 안에서 완전히 배출되므로 하루 내에 반복 노출만 피하면 별문제가 없다. 그러나 만성 콩팥병, 특히 3기 이후 환자라면 콩팥 손상의 위험성이 대단히 높으므로 각별한 주의와 관심이 필요하다. 특히 만성 콩팥병의 원인 질환이 당뇨병인 경우, 탈수가 동반된 경우, 고령의 환자인 경우 콩팥 손상의 위험성이 더욱 높다. 콩팥 손상을 줄이려면 검사 전후에 적절한 수액 요법으로 수분을 충분히 공급하는 것이 좋다. 조영제도 비이온성, 저삼투성 조영제를 사용하고, 되도록 적은 양을 사용해야 콩팥 손상을 줄일 수 있다.

MRI 검사에 사용하는 가돌리늄은 요오드화 조영제보다 콩팥 독성이 더 심하다. 이러한 이유로 심혈관계 조영술이나 CT에서는 사용하지 않는다. 가돌리늄의 대표적인 합병증은 '신원성 전신 섬유증'이다. 이는 매우 드물긴 하지만 치명적인 합병증이다. 검사 후 한 달쯤 지나서 증상이 나타나는데 팔다리의 피부가 비후(肥厚)되고 경화되며 관절이 구축(拘縮)되어 보행을 할 수 없는 상태가 된다. 가돌리늄은 콩팥을 통해 배설되므로 콩팥 기능이 정상이거나 만성 콩팥병 초기에는 별문제를 일으키지 않는다. 그러나 만성 콩팥병 3기 이후, 특히 4~5기에는 신원성 전신 섬유증 발생 위험성이 높아지므로 피해야 한다.

그렇다면 만성 콩팥병 환자, 특히 4~5기 환자나 투석 환자가 CT 또는 MRI 검사를 꼭 해야만 할 때는 어떤 검사를 선택해야 할 것인가? 고민이 깊을 수밖에 없다. CT를 하자니 요오드화 조영제에 의한 콩팥 기능 악화 및 이로 인한 투석을 해야 하는 걱정이 앞서고, MRI를 하자니 가돌리늄 사용에 따른 신원성 전신 섬유증 합병이 우려되기 때문이다.

우선 잔여 콩팥 기능이 없는 무뇨증의 투석 환자라면 MRI 대신 CT를 한다. 이때는 콩팥 기능의 악화 여부가 고려 대상이 아니기 때문이다. 잔여 콩팥 기능이 남아 있는 투석 환자나 4~5기 만성 콩팥병 환자는 불가피하게 둘 중 하나를 선택하여야 한다. 단 MRI가 꼭 필요한 경우 저위험 조영제를 사용하되 최소한의 용량으로 신중하게 사용할 것이 권유된다. 그리고 시행 직후 세 시간 이내에, 3회 정도 혈액투석을 하면 가돌리늄을 완전히 제거할 수 있다.

만성 콩팥병과 약제 용량

약제 복용량을 줄여야 한다는데?

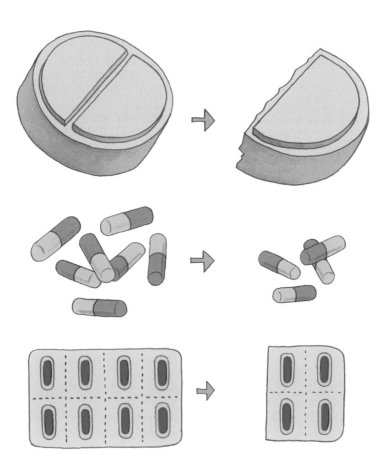

콩팥 기능이 정상이거나 초기 만성 콩팥병에서는 약의 용량 조절이 필요 없는 경우가 많다. 그러나 콩팥 기능이 매우 떨어져 있는 투석 환자는 정상인들과 비교하여 적어도 세 배 이상의 약물 부작용을 경험하므로 특히 용량과 복용 간격에 주의해야 한다.

"저는 만성 콩팥병 환자입니다. 얼마 전 저와 남편은 심한 독감에 걸려 타미플루를 처방받았습니다. 특별한 병이 없는 남편은 하루에 2회 복용하도록 약을 처방받았는데, 저는 남편과 달리 하루 1회, 게다가 복용 용량도 낮게 처방받았습니다. 이렇게 복용하면 약 효과가 약하지 않나요? 만성 콩팥병 환자는 약 용량을 줄여서 복용해야 하는 건가요?" 외래 진료를 받으러 온 만성 콩팥병 환자가 약 용량과 복용 횟수가 적으니 치료 효과가 약하지 않을지 걱정하며 한 질문이다.

콩팥은 약물과 여러 가지 대사산물의 조절 및 배설을 담당하는 기관이다. 콩팥 기능이 저하되면 약물의 대사 및 배설이 지연되어 약제의 혈중 농도가 증가하고, 약물의 효과 및 부작용이 과하게 나타날 가능성이 크다. 물론 콩팥 기능이 정상이거나 초기 만성 콩팥병에서는 약의 용량 조절이 필요 없는 경우가 많다. 그러나 콩팥 기능이 매우 떨어진 투석 환자는 정상인들과 비교해 적어도 세 배 이상의 약물 부작용을 경험한다고 하니, 가볍게 생각하고 넘길 문제가 아니다.

콩팥 기능이 저하된 경우 콩팥 기능을 더욱 악화시킬 수 있는 여러 약제(진통소염제, 조영제, 일부 항생제 등)는 물론이고, 일반 약제도 환자의 사구체여과율을 고려하여 용량과 투여 간격을 조절할 필요가 있다. 예를 들어, 단순 호흡기 질환이나 치과 치료 후 복용하게 되는 항생제 중 하나인 오구멘틴은 콩팥 기능이 정상인 환자는 보통 하루에 3회 복용하지만, 사구체여과율이 $10\sim30ml/분/1.73m^2$인 환자는 하루에 2회, $10ml/분/1.73m^2$ 미만인 환자는 하루에 1회만 복용해도 혈중 치료 농도에 도달할 수 있다. 당뇨병성 만성 콩팥병 환자는 콩팥 기능 저하에 따라 인슐린 배설률도 감소하게 되므로 혈당 조절을 위해 투여하는 인슐린 주사의 양을 줄여야 하는 경우가 많다. 콩팥 기능을 고려하지 않고 기존 용량을 지속적으로 투여하면 저혈당 쇼크 등에 빠질 수 있으므로 주의해야 한다.

이처럼 만성 콩팥병 환자는 약의 종류에 따라 용량을 줄여야 하는 경우가 있고 투여 간격을 조절해야 하는 경우도 있는데, 이는 약제의 종류와 환자의 콩팥 기능 정도에 따라 결정된다. 그러므로 만성 콩팥병 환자가 병원을 방문하였을 때, 본인이 만성 콩팥병 환자임을 알리지 않고 보통의 용량 및 투여 간격으로 처방받을 경우 약제로 인한 부작용이 발생할 가능성이 커질 수 있다. 또한 약국에서 일반 의약품을 구매하여 복용할 때도 마찬가지이다.

만성 콩팥병 환자가 약물 부작용을 줄이고 안전하게 치료받기 위해서는 어떻게 하는 것이 좋을까? 우선 꼭 필요한 약물이 아니면 복용하지 않는 것이 좋다. 약제의 투여가 필요한 경우에는 반드시 의사와 상의해 본인의 콩팥 기능에 맞는 용량으로 복용해야 한다. 평소 환자 본인의 혈중 크레아티닌 수치나 콩팥 기능을 기록해 놓고 일차 진료 시 담당의에게 정보를 제공하면 더욱 좋다.

마찬가지로 안전성이 입증되지 않은 영양제나 건강 보조 식품들 또한 복용에 주의해야 한다. 요즘 TV와 인터넷에는 이들에 대한 광고가 넘쳐나는데, 그러한 영양제와 건강 보조 식품을 먹으면 100세까지 거뜬히 잘 살 수 있을 것만 같다. 주변 지인들도 대부분 몸에 좋다는 영양제나 건강 보조 식품을 복용하고 있으니 나도 한번 먹어 볼까 하는 생각이 드는 것은 당연하다. 그러나 건강을 위해 복용한 건강 보조 식품이 남에게는 건강에 도움이 되더라도 콩팥 기능이 떨어져 있는 나에게는 해가 될 수 있다는 사실을 명심하고, 복용 여부를 담당 의사와 먼저 상의한 후에 결정하는 것을 잊지 말아야 한다.

제5장

투석과 이식

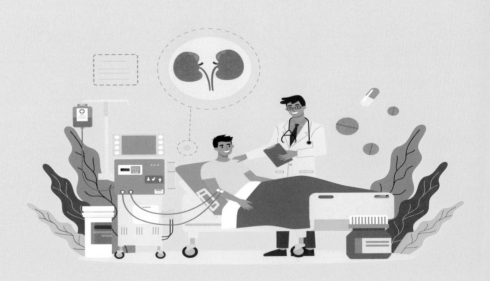

투석의 시작

투석을 시작해야 한다니 걱정이 앞서는데

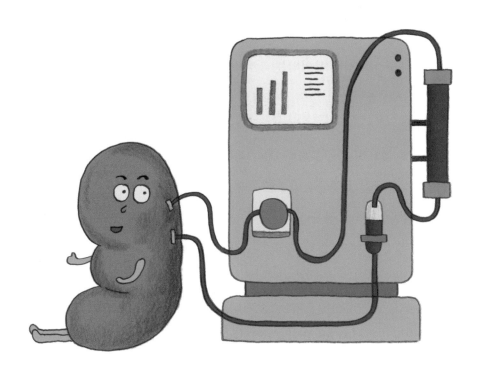

콩팥병 환자에게 투석 치료를 받아야 한다고 하면 마치 수명이 얼마 남지 않은 말기 암 선고를 받은 듯한 충격을 받지만, 투석 치료가 널리 보급되고 의학 기술이 발전하면서 요즘 투석 환자의 삶의 질이나 여명은 많이 달라졌다. 말기 신부전은 현대 의학으로 충분히 관리할 수 있고 금전적으로 부담이 큰 질환이 아니기 때문에 환자들이 희망을 버리지 말고 힘을 냈으면 한다.

진료를 마친 퇴근 시간 무렵, 한 중년 여인이 불이 꺼진 병원 문을 빼꼼히 열었다. 신장내과 전문의가 있는 병원을 찾아왔다는 그녀는 처음 보는 환자였다. 몇 년 전 혈액 검사 결과 콩팥이 좋지 않다는 이야기를 들었지만 사는 게 힘들고 바빠서 자신의 몸을 돌보지 못하고 지냈다고 한다. 몸이 쉽게 지치고 피곤해 2년여 만에 다시 방문한 다른 병원에서 콩팥 수치가 매우 높으니 투석을 시작해야 한다는 이야기를 들었다는 것이다. 환자는 투석을 피할 방법은 없는지, 꼭 해야 하는지 궁금하고 특히 경제적으로도 너무 막막한 심정이라고 하였다.

이 환자의 콩팥 기능 검사 결과를 보니 투석이나 이식이 필요한 말기 신부전 상태였다. 결론적으로 콩팥이 다시 좋아질 가능성은 없는 말기 신부전 상태에서는 식이요법이나 약물요법으로 생명을 유지할 수 없기 때문에 당장 가족으로부터 콩팥 이식을 받을 수 없다면 투석을 하지 않고는 생명을 유지할 방법이 없다. 소변이 나오더라도 콩팥의 거르는 기능이 떨어진 상태여서 몸에 요독이 쌓여 울렁거리는 증상이 생길 뿐 아니라 칼륨이 배설되지 않아 생기는 고칼륨혈증은 부정맥을 일으켜서 그 자리에서 사망에 이를 수도 있게 하기 때문이다. 환자는 투석을 안 할 수는 없다는 현실을 받아들였다. 하지만 투석을 하면 돈이 얼마나 들지 경제적인 부분이 두렵다고 이야기하였다.

투석을 하게 되면 소위 '집의 기둥뿌리가 뽑히겠다'고 생각하는 환자들이 많다. 하지만 요즘은 국민건강보험 혜택이 많이 좋아져서 환자의 부담이 크게 줄었다. 투석 환자는 투석 치료와 관련하여 발생한 치료비의 10% 정도만 내면 된다. 나라에서 치료비의 90% 정도를 지원해 주는 것이다. 이렇게 되면 투석 환자가 내야 하는 치료비는 월 20~30만 원 정도이다. 그리고 의료 급여 환자나 차상

위 본인 부담 경감 대상자 등 환자와 환자 자녀의 소득 및 재산 기준을 충족하는 환자에 대해서는 본인 부담분까지 지원해 주는 제도도 활성화되어 있다.

환자에게 투석 치료를 받아야 한다고 하면 마치 수명이 얼마 남지 않은 말기 암 선고를 받은 듯한 충격을 받지만, 투석 치료가 널리 보급되고 의학 기술이 발전하면서 요즘 투석 환자의 삶의 질이나 여명은 많이 달라졌다. 예전의 투석 환자는 창백하고 병색이 짙은 얼굴의 환자가 많았지만 요즘은 좋은 약도 많이 나오고 의료 접근성도 높아져서 스스로 잘 관리하는 투석 환자라면 굳이 투석 환자라고 말하지 않으면 주위에서 환자인지 모르는 경우도 많다. 혈액투석을 받는 환자들의 반수 이상이 말기 신부전 때문에 사망하기보다는 심혈관 질환 같은 다른 장기의 이상으로 사망하기 때문에 콩팥 이외의 다른 장기가 나빠지지 않도록 예방과 관리를 잘 한다면, 역설적으로 더 오래 살 수도 있다.

혈액투석은 주 3회 반나절(4시간) 동안 규칙적으로 받아야 하기에 일상에 큰 변화가 따르지만, 대신 투석을 받지 않는 시간에는 일상생활을 더 잘할 수도 있다. 실제로 환자 중에는 파트타임 일이나 택배 일을 하는 환자, 커피 전문점을 운영하는 환자, 어린이집 시간제 선생님, 노래 교실 강사 생활을 하는 환자 등 활동에 제한적인 부분이 있음에도 일상생활을 열심히 하는 분이 많다.

말기 신부전은 현대 의학으로 충분히 관리할 수 있고 금전적으로 부담이 큰 질환이 아니기 때문에 환자들이 희망을 버리지 말고 힘을 냈으면 한다. 우리나라에는 세계 어느 의료진에게도 뒤지지 않는 실력을 갖춘, 환자를 사랑하는 신장내과 전문의와 투석 전문 간호사들이 많다. 콩팥병 환자들이 이런 의료진과 동행하며 적절한 시점에 적절한 투석 치료를 시작하고 더구나 기회가 되면 콩팥 이식도 받을 수 있으므로 긍정적인 시각으로 더 행복한 삶을 살기를 간절히 바란다.

조기 투석

투석과 이식, '조기'에 하면 좋을까?

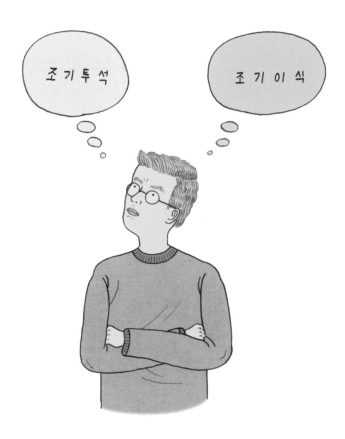

투석은 무조건 조기에 시작하기보다는 환자의 임상적 상태에
따라 맞춤형으로 정할 것을 권유한다. 이식의 경우 '조기 이식'
은 투석이 필요한 시점에서 투석하지 않고 바로 이식을 시행하
는 선제적 콩팥 이식을 말하며, 적합한 콩팥 제공자만 있다면
먼저 이식하는 것이 환자의 생존율과 삶의 질을 높여 준다.

'조기 진단'은 중요하다. 그러나 만성 콩팥병은 오심이나 구토 등 요독증 증상이 나타나기 전까지는 뚜렷한 증상이 없는 경우가 많아서 조기 진단이 어렵다. 증상이 있어서 병원을 찾아가면 이미 만성 콩팥병이 상당히 진행된 이후인 경우도 많다. 종종 말기 신부전을 목전에 두고서야 진단되기도 한다. 그렇게 되면 투석이나 이식 준비 외에는 할 수 있는 일이 없다.

많은 병이 '침묵의 병'이라고 하여 초기에는 증상이 없다가 많이 진행된 후에야 증상을 보인다. 증상이 나타난 다음에는 치료하더라도 효과가 별로 없거나 완전한 치료가 어려운 경우가 많다. 정기 검진을 통한 조기 진단의 중요성이 여기에 있다. 조기에 질병을 진단하여 적절히 관리함으로써 질병의 진행을 억제하거나 싹을 미리 제거하는 것이 중요하다. 조기라는 것은 병마다 다를 수 있는데 위암을 예로 들면 암 조직이 위점막의 표층에만 국한된 단계가 조기이고, 치매는 인지 장애 단계가 조기일 것이다. 환자의 피 한 방울로 특정 질병의 바이오마커를 질병이 생기기 전 단계에서 찾을 수도 있다. 이렇듯 조기 진단 관련 기술 개발이 활발하고 많은 성취가 이루어지고 있어 다행이다.

'조기 투석'에 대해서는 논란이 있다. 만성 콩팥병이 진행되어 사구체여과율이 $15\,ml/분/1.73\,m^2$ 미만으로 감소하면 이를 제5기, 즉 말기 신부전이라고 하는데 이때는 투석이나 이식 등 신대체 요법이 필요한 시기이다. 그런데 '악마는 디테일에 있다'라는 말처럼 제5기에 도달한 이후 구체적으로 언제 투석을 시작하는 것이 좋은지에 대해서는 의견이 엇갈리는 부분이 있다. 참고할 만한 가치가 있는 대규모 연구는 조기 투석에 대한 무용론을 뒷받침한다. 즉, 조기 투석이 지연 투석보다 환자의 사망률이나 삶의 질 등의 면에서 나을 것이 없고, 오히려 시간이나 재정적인 부담만 지울 뿐이라는 것이다. 대체로 투석 시작 시점에 대해서는 사구체여과율이 $15ml/분/1.73m^2$로 떨어졌다고 바로 투석을 시작하기보다는 $6ml/분/1.73m^2$ 미만이 되면 투석을 시작하는 지연 투석이 힘을 얻는 경향이다. 단 사구체여과율의 숫자에만 집착할 것이 아니라 환자의 임상적 상태에 따라 맞춤형으로 투석 시점을 정할 것이 권유된다. 요독증의 임상 증상이 있거나 체액 과다, 불응성 고칼륨혈증 또는 산혈증 등이 있으면 즉각 투석하는 것이 좋다. 필요한 경우 즉각 투석하려면 당연히 투석 접근로를 미리 준비해 두어야 한다.

'조기 이식'은 적극 권장된다. 조기 이식은 투석이 필요한 시점에서 투석하지 않고 바로 이식을 시행하는 선제적 콩팥 이식을 말한다. 적합한 콩팥 제공자만 있다면 굳이 투석을 먼저 하다가 이식할 이유가 없다는 말이다. 국내 한 연구를 인용하면, 투석하지 않고 바로 콩팥 이식을 하거나 이식 전 투석 기간이 19개월 미만이었던 경우 그렇지 않은 환자보다 환자 생존율이 높고 이식 후 거부 반응도 적었다고 한다. 조기 이식은 이러한 이점은 물론이고 환자의 삶의 질 향상이라는 측면에서 적극적으로 권장할 만하다. 투석이 콩팥 기능을 대체해 준다고는 하지만 콩팥의 배설과 조절 기능의 일부만 보완할 뿐이고 내분비 기능 대체는 불가능하다. 반면 이식은 콩팥 기능을 거의 완전히 메워 주기 때문에 투석 환자와 이식 환자의 삶의 질 차이는 천양지차라고 할 수 있다.

투석을 피하는 요령

만성 콩팥병에 걸렸지만 투석을 늦추거나 받고 싶지 않다면?

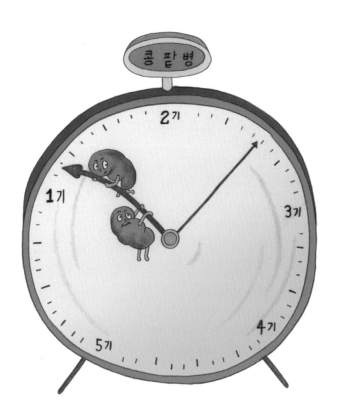

만성 콩팥병의 치료법을 제대로 이해하고 실천한다면 콩팥병의
진행 속도를 늦출 수 있으므로 평생 투석하지 않고 지낼 수도 있
다. 콩팥병의 진행 속도를 늦추려면 먼저 콩팥 기능을 급속히 악
화하는 요인은 최대한 피해야 한다. 둘째, 당뇨병이나 고혈압과
같은 만성 콩팥병의 원인 질환을 적극적으로 관리해야 한다.

만성 콩팥병 환자 중 많은 사람이 아직 초기 단계의 만성 콩팥병인데도 앞으로 투석해야 하는 것을 걱정한다. 이럴 때 필자는 이렇게 말한다. "지금 단계에서는 투석을 걱정할 필요가 전혀 없습니다. 지금은 앞으로 투석을 하지 않도록 콩팥 관리를 잘하는 것이 중요합니다." 콩팥병에 걸린 경우 나이가 들어서 콩팥 기능이 서서히 감소하는 것은 어쩔 수 없더라도 콩팥이 나빠지지 않도록 애지중지 잘 보살피면 콩팥도 반응을 한다. 만성 콩팥병의 치료법을 제대로 이해하고 실천한다면 콩팥병의 진행 속도를 늦출 수 있으므로 평생 투석하지 않고 지낼 수도 있다. 콩팥병의 진행 속도를 늦추려면 어떻게 해야 할까?

첫째, 콩팥 기능을 급속히 악화하는 요인은 최대한 피해야 한다. 가장 흔한 악화 요인은 탈수이다. 한국 노인은 절반 넘게 탈수 상태라고 할 만큼 탈수는 빈번히 발생한다. 만성 콩팥병 환자는 탈수가 되면 콩팥 기능이 금세 저하되기 때문에 탈수되지 않도록 주의하여야 한다. 경한 탈수로 인한 콩팥 기능 악화는 다행히 잘 회복되지만 심하거나 만성적이고 반복적인 탈수는 콩팥 기능에 나쁜 영향을 미치고 잘 회복되지도 않는다.

탈수 외에 피해야 할 것들은 다음과 같다. 수분 섭취 면에서 커피는 이뇨 작용이 있어 권하지 않으며, 국물은 소금이 있어 피해야 한다. 다음으로 한약은 종류가 다양하지만 그중 콩팥 독성이 있는 한약도 있기 때문에 되도록 피하는 것이 좋으며, 시중에 나와 있는 엑기스와 즙에는 한약이 포함된 것이 많으므로 역시 조심해야 한다. 그리고 감기약, 진통제 중에는 콩팥 독성이 있는 것도 많으므로 상기 약을 처방받을 때는 만성 콩팥병 환자임을 밝히고 처방받는 것이 안전하다. CT 등 혈관 조영 검사에 사용되는 조영제도 명확한 콩팥 독성 약제이다. 초음파 검사 등 대체 검사가 있다면 그 검사를 시행하고, 꼭 조영제 투여 검사를 받아야 한다면 수액 투여 등 전처치를 받는 것이 콩팥 기능 보호에 도움이 된다.

만성 콩팥병 진행 억제를 위해서는 저염 식이를 하는 것이 좋다. 나이가 들수록 미각세포가 노화돼 짜게 먹어야 음식 간이 괜찮다고 느끼게 되기 때문에 고염 식이를 하는 분들이 많다. 그러므로 스스로가 짜게 먹을 가능성이 큼을 인지하고 조금씩 싱겁게 먹고 짠 음식의 대명사인 국수, 국물, 김치를 피해야 한다. 국수는 면발에 소금이 많아 되도록 피하는 것이 좋고, 찌개, 국, 탕 등 국물이 많은 음식은 국물을 빼고 건더기만 먹는 것이 효과적이다. 가장 짜면서도 많이 먹는 반찬인 김치도 차츰 줄여 나갈 것을 권한다.

둘째, 당뇨병이나 고혈압과 같은 만성 콩팥병의 원인 질환을 적극적으로 관리해야 한다. 당뇨병은 만성 콩팥병의 가장 흔한 원인 질환으로 당뇨병성 만성 콩팥병은 단백뇨가 흔하며 진행 속도도 다른 원인으로 인한 만성 콩팥병과 비교할 때 가장 빠르다. 진행을 억제하려면 적절한 혈당 조절이 필수인데 당화혈색소를 7.0% 이하로 유지해야 한다. 최근 새롭게 출시된 당뇨병 약들은 만성 콩팥병 진행 억제에 효과적인 것으로 보고되고 있다. 과도한 포도당을 소변으로 배설시키는 경구용 제제인 SGLT2 억제제와 주1회 주사제로 인슐린 분비를 증가시키는 GLP-1 유사체가 대표적인 약물이다.

고혈압은 만성 콩팥병의 원인 질환이지만 만성 콩팥병 때문에 고혈압이 발생할 수도 있다. 혈압이 높을수록 만성 콩팥병 진행 속도가 빠르기 때문에 목표 혈압까지 혈압을 낮추는 것이 매우 중요하다. 일반인의 목표 혈압은 140/90 $mmHg$ 이하이지만 만성 콩팥병 환자는 130/80$mmHg$까지 낮춰야 한다. 특히 단백뇨가 있으면 목표 혈압은 125/75$mmHg$이다. 만성 콩팥병 초기일수록 당뇨병과 고혈압의 조절이 진행 억제에 효과적이므로 만성 콩팥병을 진단받으면 그때부터 당뇨병과 고혈압을 적극적으로 관리해야 한다.

한번 시작하면
계속해야 한다던데

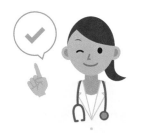 필자는 주말이면 더우나 추우나 한 손에는 고양이 사료를 담은 백을, 다른 한 손에는 물을 담은 주전자를 들고 아파트를 나선다. 아파트에 같이 사는 길고양이의 밥을 챙겨 주기 위해서다. 이 일을 시작한 지 벌써 20여 년이 되었다. 길고양이의 밥을 챙겨 주는 일은 한번 시작하면 계속해야 한다는 글을 어디선가 읽고서는 이 일을 계속하고 있다. 밥을 주다가 중단하면 여기에 익숙해진 길고양이들이 버티지 못한다고 한다. 언젠가 넘어져서 무릎을 다쳤을 때도 거르지 않았다.

당뇨병 환자 중에는 인슐린을 꼭 맞아야 하는 환자가 있다. 이들 중 일부는 인슐린은 한번 맞기 시작하면 죽을 때까지 계속 맞아야 한다면서 인슐린 맞기를 한사코 거부하는 경우가 있다. 옳지 않은 생각이다. 환자 대부분이 해당되는 제2형 당뇨병은 인슐린과 관련해서 인슐린 분비 기능을 가지고 있는 환자이므로 당뇨약으로 인슐린 분비를 촉진할 수 있고 인슐린 민감도도 개선할 수 있다. 그러므로 당 조절 상태에 따라 인슐린을 맞다가도 충분히 경구약으로 바꿀 수 있다. 단 제1형 당뇨병 환자는 인슐린 생산 능력이 거의 없는 상태이고 앞으로도 그 상태가 유지될 것이므로 평생 인슐린 치료가 필요한 것이 맞다. 그런데 이때도 평생 인슐린 치료를 해야 하는 이유는 인슐린을 맞기 시작했기 때문은 아니고 원래 병 자체가 인슐린이 없는 병이기 때문이다.

혈압약도 마찬가지이다. 혈압약은 한번 먹기 시작하면 평생 복용해야 한다고 생각하는 사람이 많다. 그러나 혈압약을 복용하여 혈압이 안정적으로 유지되는 경우 저염 식이를 하고 적절한 운동을 하는 등 생활습관을 개선하고 체중을 줄이는 노력을 병행하면 혈압약 용량을 줄이거나 중단할 수도 있다. 단, 중단 후에는 혈압이 바로 상승할 수 있고, 얼마간의 시간이 지난 뒤에 상승할 수도 있는데 혈압 상승 여부를 잘 관찰하여 적절히 대처하여야 한다.

만성 콩팥병 환자도 콩팥병이 진행되어 말기 신부전 상태에 도달하면 투석 치료를 시작하여야 한다. 투석 치료를 시작해야 하는 시점에서도 투석 치료는 한번 시작하면 죽을 때까지 계속해야 한다면서 투석을 안 할 수는 없는지 사정하거나 투석은 절대로 안 하겠다고 고집을 피우는 분들이 종종 있다. 말기 신부전 상태는 식이요법이나 약물요법으로 더는 버틸 수가 없기 때문에 투석해야 하는 것이지 투석을 한번 시작했기 때문에 계속해야 하는 것은 아니다. 투석을 해야 할 시점이 되면 시작하여야 한다. 말기 신부전 상태에서 투석을 하지 않는다면 견딜 수 없을 뿐 아니라 요독증이 온 상태에서 몸속 장기는 여러 합병증에 지속적으로 노출되고 나빠질 뿐이다.

당뇨병 환자의 인슐린 치료, 고혈압 환자의 혈압약 복용, 말기 신부전 환자의 투석 치료를 예로 들어 질병 치료에 있어서 한번 시작했기 때문에 평생 치료를 지속해야 하는 경우는 없다는 점과 그 이유를 설명해 드렸다. 모든 환자분이 의료진의 권유를 잘 받아들여서 적절한 시점에 적절한 치료를 받음으로써 건강하고 행복한 삶을 누렸으면 한다.

투석을 하느냐 마느냐
고민이 필요한 특수한 경우

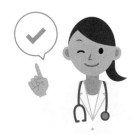 요양병원 인공신장실에 84세의 할아버지가 보호자와 함께 투석 상담을 위해 내원하셨다. 이 환자는 30년 이상 당뇨병과 고혈압을 앓았고, 10년 전에 심근경색증이 발생해 스텐트 시술을 받았으며, 3년 전에 발생한 뇌경색으로 왼쪽 편마비가 있었다. 5년 전부터 콩팥 기능이 떨어지기 시작해 언젠가는 투석이 필요할 수 있다는 설명을 들었고, 3개월 전에는 혈액투석에 대비해 왼쪽 팔에 동정맥루 수술을 받았다고 하였다. 소견서를 보니 사구체여과율이 $12\,ml/분/1.73\,m^2$였다.

할아버지는 살 만큼 살았다고 느껴서 투석을 하고 싶지 않다고 하였지만, 대학병원 신장내과 선생님이 꼭 투석해야 한다고 하고, 가족들도 강력히 권해서 어쩔 수 없이 여기까지 오셨다고 한다. 거동이 불편해서 집 근처 인공신장실도 다닐 수 없어 요양병원에 상담하러 오신 것이다. 할아버님께서 불쑥 질문하셨다. "투석 이거 꼭 해야 해요? 안 하면 어떻게 되는 거요?" 필자는 "환자분께서 진정으로 원하지 않으시면 그렇게 하실 수도 있지만 저는 투석하시는 걸 권합니다."라고 답하고 왜 그런지 천천히 설명을 이어 나갔다.

"할아버님 연세에 말기 콩팥병은 암과 비슷하다고 보시면 돼요. 고령에 암에 걸렸다고 해서 처음부터 수술이나 항암 치료를 포기하지는 않아요. 몸이 암 수술이나 항암 치료를 견뎌 낼 수 있고 여명이 제법 남은 경우에는 적극적으로 치료해야 하지요. 말기 콩팥병도 마찬가지예요. 단순히 나이가 많다고 투석을 포기하는 게 아니라 동반 질환이 너무 심각해 힘겨운 투석 생활이 예상되거나 임종을 앞둔 경우에는 아예 투석을 시작하지 않는 선택을 하실 수도 있습니다. 상황에 맞춰 결정하시면 돼요. 할아버님은 치매도 없으시고, 혈당과 혈압 조절도 잘되고, 영양 상태도 좋아서 투석을 포기할 이유가 없다고 생각합니다. 하지만 할아버님께서 소신대로 혈액투석을 하지 않기로 했다고 해서 당장 큰일 나지는 않습니다. 물론 식이요법을 잘하시고 한 달에 한 번씩 조혈 호르몬 주사도 맞고 혈액 검사도 하면서 약도 잘 챙겨 드시면 투석하지 않고도 꽤 오래 사실 수 있어요. 하지만 투석을 시작하면 생존 기간 연장은 물론이고 식사도 더 편하게 할 수 있고 여러 가지 삶의 질도 좋아질 수 있습니다. 여생을 병원과 투석에 의존하지 않고 가족과 함께 집에서 보내기로 결정하신다면 그것도 가능한 선택이라고 생각해요."

참고로 요양병원 인공신장실에서는 이런 환자분들을 자주 뵙는다. 와상 상태인데도 본인이 투병 의지가 있고, 면회 온 가족들을 만나며 기뻐하는 분들을 보면 숙연해진다. 반면 가슴이 답답해지는 순간도 있다. 막 혈액투석을 시작해서 요양병원으로 전원된 환자 중 와상 상태에 의식도 혼수 전 단계라서 본인이 혈액투석을 받는지조차 모르는 분들을 접할 때다. 그런 분들은 심장 질환, 각종 당뇨병성 합병증, 욕창 등 동반 질환도 심각하고 병원 내 감염에도 취약해 한두 달을 못 넘기고 돌아가시는 경우가 많다. 따라서 연명 치료로서의 혈액투석은 신중하게 선택해야 한다.

치매가 심하거나 동반 질환이 심각하여 혈액투석 유지 자체가 너무 버거운 분들은 무작정 투석을 시작할 게 아니라 보존적 치료, 완화 치료에 대해서 본인 및 가족이 주치의와 함께 진지하게 고민할 필요가 있다고 생각한다. 일단 혈액투석을 시작했다가 본인이 원하거나 건강 악화로 인해 중지하는 경우도 있다. 그런데 혈액투석도 〈연명의료 결정에 관한 법률〉이 정하는 결정 대상 7대 항목에 포함된다. 따라서 환자의 치매가 악화되거나 의식이 저하되기 전에 '사전연명의료의향서'를 작성해서 국립연명의료관리기관에 등록해 두면 나중에 혼란을 피할 수 있다.

혈액투석과 복막투석

투석을 해야 한다면 어떤 투석 방법이 좋을까?

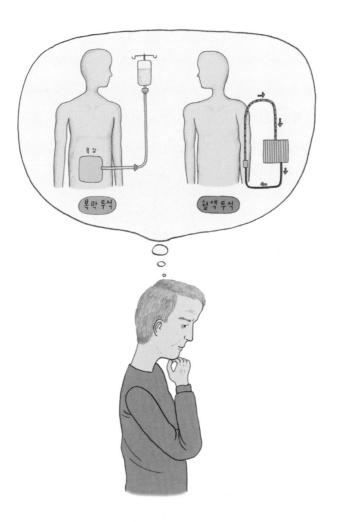

혈액투석과 복막투석 중 투석 방법을 결정해야 한다면 환자
개개인의 환경과 환자가 가진 동반 질환에 따라 선택한다. 투
석 방법을 선택한 다음에는 투석을 위한 준비를 해 놓아야 한
다. 또한 투석을 하다가 다른 투석법으로 바꿀 수도 있다.

만성 콩팥병의 마지막 단계인 말기 신부전 단계에 이르면 투석이나 콩팥 이식을 해야 한다. 이때 가장 먼저 부딪히는 문제가 투석과 이식 중 무엇을 할지 선택하는 것이다. 적절한 콩팥 제공자가 있다면 투석하지 않고 선제적으로 이식을 바로 하는 것이 가장 좋다. 그렇지만 대부분은 그 시점에 콩팥 제공자가 없거나 구하지 못해서 우선 투석을 시행하여야 한다.

투석을 해야 한다면 혈액투석과 복막투석 중 무엇을 할 것인지 정해야 한다. 우선 환자가 처한 주변 상황을 살펴보고 환자 개개인의 환경에 맞게 결정해야 한다. 예를 들어 거동이 어려운 사람이라면 혈액투석을 하기가 어렵다. 매주 3회 혈액투석실에 꼬박꼬박 다녀야 하기 때문이다. 또한 투석할 때마다 4시간씩 투석에 매여 있어야 하므로 직업에 따라 혈액투석이 어려운 경우도 많다. 혼자서 투석액을 교환할 수 없는 시력 상실자의 경우는 보조자의 도움이 없으면 복막투석을 할 수 없다.

다음으로는 환자가 가진 동반 질환이 무엇이냐에 따라 투석 요법을 선택한다. 심장 질환이나 말초혈관 질환이 심하거나 출혈 소인이 있는 사람은 혈액투석을 할 수 없다. 왜냐하면 혈액투석은 혈액이 분당 $200 \sim 300\,ml$ 이상의 빠른 속도로 투석기로 갔다가 다시 몸으로 돌아오는 과정이 4시간 동안 지속되므로 이 과정에서 심장에 심한 부담을 주고, 혈액이 오가는 과정 중 혈액이 굳지 않도록 헤파린을 투여하므로 혈액이 잘 응고되지 않을 수 있으며, 혈류 유지를 위해서는 굵은 바늘 두 개를 꽂을 수 있는 숙성된 혈관이 있어야 하기 때문이다. 마찬가지로 최근에 복부 수술을 했거나, 탈장이 있다거나, 복강 내 유착이 있는 경우, 다낭신이 있는 경우에는 복막투석을 할 수가 없다. 복막투석은 도관을 복강 안에 심은 후 이 도관을 이용하여 6시간마다 복강 내로 투석액을 주입하고 배액하는 투석 방법인데 이때는 복강을 복막투석에 이용할 수가 없기 때문이다.

투석 방법을 선택한 다음에는 투석을 위한 준비를 해 놓아야 한다. 혈액투석을 선택한 환자는 혈류 속도를 유지할 수 있는 큰 혈관이 필수적이므로 사전에 동정맥루 또는 동정맥 인조혈관 수술을 해서 혈관을 미리 성숙시켜 놓는다. 자기 혈관을 이용할 경우 혈관 숙성에 최소 6주에서 3개월 정도의 시간이 필요하고 인조 혈관인 경우에는 3~6주 정도 필요하다. 단 수개월 내에 이식이 바로 예정된 경우에는 경정맥관 삽관을 통해 단기간 혈액투석을 할 수도 있다. 복막투석을 선택한 환자는 투석을 시작하기 최소 2~4주 전에 복막 카테터를 삽입해야 한다. 카테터 삽입 후 바로 투석할 경우에는 투석액 누출 등 합병증 발생 가능성이 크기 때문이다.

혈액투석을 선택하였건 복막투석을 선택하였건 투석을 하다가 다른 투석법으로 바꿀 수도 있다. 혈액투석을 하던 중 뇌출혈이나 심장 질환이 발생하여 혈액투석을 계속하기 어려운 경우에는 복막투석으로 바꿀 수 있다. 마찬가지로 복막투석을 하다가 난치성 복막염이 발생하거나 복강 내 유착이 심하거나 호흡 곤란이 심하거나 허리 통증이 심하여 복강 내 투석액 주입이 어려운 경우 혈액투석으로 전환할 수 있다.

혈액투석과 복막투석의 장단점

주위에서 복막투석보다 혈액투석이 좋다는데 정말인가?

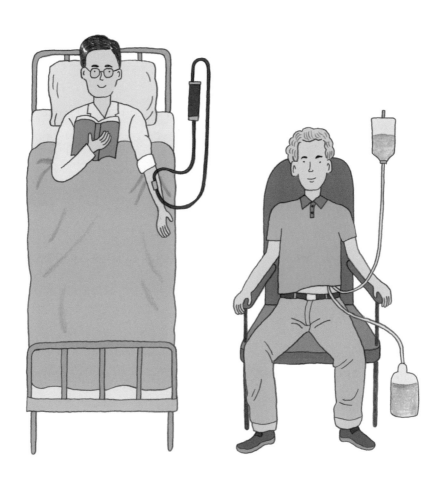

말기 콩팥병으로 투석을 시작할 시점이 되면 주치의, 보호자
와 잘 상의하여 복막투석을 할지 혈액투석을 할지 결정해야
한다. 투석법마다 장단점이 있으므로 이를 고려하여 본인의
상황에 맞게 결정하는 것이 좋다.

말기 콩팥병(말기 신부전)으로 투석을 시작할 시점이 되면 주치의 그리고 도와줄 수 있는 보호자와 잘 상의하여 복막투석을 할지 혈액투석을 할지 결정해야 한다. 투석법마다 장단점이 있으므로 이를 고려하여 본인의 상황에 맞게 결정하는 것이 좋다.

복막투석은 한 달에 한 번 정도 병원에 가서 신장내과 전문의의 진찰을 받고 복막액과 약을 처방받으면 된다. 자식의 거주지에서 복막액을 교환할 수 있고, 복막액을 복강 내(배 속)에 넣어 두고 그대로 일상생활이나 직장 생활을 하면 되는 장점이 있다. 그러나 깨끗한 장소에서 6시간마다 손을 소독하고 장갑 끼고 마스크를 착용하고 복강에 심어 놓은 도관을 열어 수분과 노폐물이 섞인 복막액을 복강 내에서 빼낸 다음 새 복막액을 다시 주입해야 하는 미세 조작이 가능해야 한다. 숙달되면 30분 정도밖에 걸리지 않는다. 요즘에는 야간에 환자가 자는 동안 알아서 투석액을 넣었다 뺐다 하는 자동 기계가 있으니 많은 도움이 된다. 능숙해지면 체중에 따라 본인이 스스로 투석액 농도를 조절할 수도 있다. 과잉 체액과 노폐물이 서서히 지속적으로 제거되므로 혈역학적으로 안정적이고, 혈액투석에 비해 식사 제한이 적다.

단점은 복부에 복막투석을 위한 부드러운 도관을 삽입하는 수술을 받아야 하고 매일 도관이 삽입된 부위를 소독해야 하며 도관 관리를 잘못하면 복막염이 생겨 입원해야 한다. 욕조에 들어가서 하는 목욕은 할 수 없고 깨끗한 물로 샤워만 가능하다. 이전에 복부에 여러 차례 수술을 받은 환자는 복막 유착으로 복막투석을 할 수가 없고, 눈이 어둡거나 손 떨림이 있는 노인 환자는 보호자가 도와줘야 한다. 2l의 복막액을 복강 안에 넣어 두어야 하므로 폐가 나쁜 사람은 호흡이 어려울 수 있고 복압이 올라가서 간혹 탈장의 위험이 있으며 복막액에 포함된 포도당이 일부 흡수되므로 식욕이 떨어지고 복부 비만이 올 수 있다.

혈액투석의 장점은 투석 전문 병원에 가서 4시간 동안 누워 있으면 숙련된 간호사가 팔에 미리 수술하여 마련해 놓은 동정맥루에 바늘을 꽂고, 혈액투석 기계(인공신장기)가 수분과 노폐물을 제거하고, 신장내과 전문의가 환자 상태를 보고 투약이나 주사를 결정하니 본인이 조작할 것은 없다. 환자는 투석 시간 동안 독서, 음악 감상, TV 시청 등의 소일거리를 할 수 있다. 본인 몸에 가장 적당한 체중(건체중)으로 부종도 빼고 요독을 제거하니 입맛도 돌아온다. 그러므로 자기 관리가 어려운 사람이나 거동이 불편한 환자에게는 혈액투석이 더 적합하다. 동정맥루란 팔에 있는 동맥과 정맥을 연결하여 정맥을 동맥처럼 튼튼하게 만들어 주 3회 바늘을 꽂아도 큰 문제가 없게 만드는 것이다. 동정맥루를 통해 투석하는 환자는 도관을 몸에 달고 다니지 않아도 되므로 욕조에서 하는 목욕이나 수영도 가능하다. 동정맥루는 생명줄이므로 감염되지 않도록 동정맥루 근처를 긁거나 딱지를 떼지 않도록 주의해야 하며 혈전으로 막히지 않았는지 수시로 자가 점검해야 한다. 그리고 혈액투석은 주 3회 의료진의 진찰을 받게 되므로 심리적인 안정도 있고 감기 등의 가벼운 질병부터 여러 문제점을 바로 해결할 수 있다.

단점은 주 3회 4시간씩 투석하러 병원에 가야 하니 직장을 다니는 환자나 여행을 가려는 환자의 경우 시간 제약이 있다는 점이다. 2~3일간 체내에 누적된 수분과 요독을 4시간 동안 전부 제거해야 하니 혈역학적으로 불안정하며 혈액투석 직후 피로감을 느낄 수 있다. 2~3일간 3.5kg 이상 늘지 않도록 음식과 수분 섭취를 제한해야 한다. 주 3회 바늘에 찔려야 하는 데 따른 고통도 있다. 주사에 두려움이 있는 환자는 투석 전에 마취 크림을 바르면 좀 덜 아프다.

혈액투석의 준비 작업(동정맥루 수술)

더운 여름에 긴팔을 입는 이유?

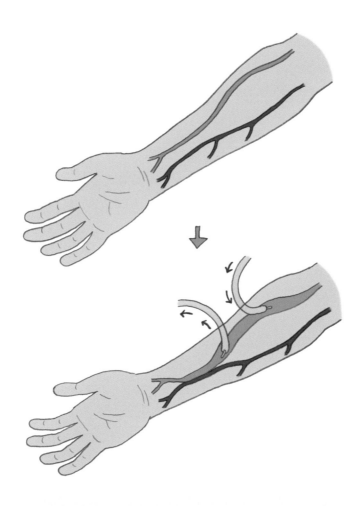

혈액투석 환자의 팔을 보면 혈관이 울퉁불퉁하게 튀어나와 있다. 혈액투석의 혈관 접근로인 '동정맥루'이다. 혈액투석은 동정맥루를 이용하여 혈액을 깨끗하게 해 주는 치료 방법이다. 몸 안의 피를 몸 밖으로 빼내 투석기로 보내서 노폐물과 불필요한 수분을 제거하고 깨끗해진 피를 다시 몸속으로 넣어 준다.

인공신장실에서 혈액투석 치료를 받는 말기 신부전 환자분들을 대하다 보면 무더운 여름날에도 긴팔을 입고 있거나 토시를 끼거나 심지어 가벼운 겉옷을 입고 다니시는 분들을 쉽게 볼 수 있다. 아무래도 혈액투석을 위해 커지고 두꺼워진 혈관을 보이지 않게 가리려는 이유도 있겠지만, 보통은 혈액투석에서 가장 중요한 혈관을 보호하기 위한 방책이기도 하다. 이러한 혈관 접근로 없이는 혈액투석 자체가 불가능하기에 투석 환자에게는 생명줄이라고 해도 과언이 아니다.

혈액투석 환자의 팔을 보면 혈관이 울퉁불퉁하게 튀어나와 있다. 혈액투석의 혈관 접근로인 '동정맥루'이다. 혈액투석은 혈액을 깨끗하게 해 주는 치료방법으로 몸 안의 피를 몸 밖으로 빼내 투석기로 보내서 노폐물과 불필요한 수분을 제거하고 깨끗해진 피를 다시 몸속으로 넣어 준다. 많은 양의 혈액이 몸 밖으로 나갔다가 다시 들어오곤 한다. 최소한 1분에 200㎖ 이상의 혈액이 기계로 가야 한다. 그래서 투석을 할 때마다 팔의 혈관에 큰 바늘 두 개를 찔러 하나는 피를 밖으로 빼내는 출구용으로, 나머지 하나는 투석 기계로 걸러서 깨끗해진 피를 다시 넣어 주는 입구용으로 쓴다.

투석하기 위한 혈관에는 조건이 있다. 투석을 위한 혈관은 충분히 크고 두꺼워서 찌르기 쉽고, 찌른 상태로 잘 유지될 수 있어야 하며, 충분한 양의 피가 나오고 들어가는 압력을 견뎌야 한다. 안타깝게도 우리 몸은 이러한 모든 조건을 충족하는 혈관을 가지고 있지 않다. 따라서 투석 시작 2~3개월 전에는 크고 튼튼한 혈관을 인위적으로 만들기 위한 사전 준비 작업을 해 놓아야 투석이 필요한 시점에 이 혈관을 이용하여 투석할 수 있게 된다. 이 준비 작업은 팔에 있는 정맥을 동맥과 인위적으로 연결해 주는 수술을 통해 이루어진다. 이를 '동정맥루 수술'이라고 한다. 정맥과 동맥을 연결한 다음에 시간이 지나면 정맥이 크고 두꺼워져서 동맥처럼 변하게 되므로 이 혈관을 이용하여 혈액투석을 할 수 있게 되는 것이다. 정맥이 동맥처럼 크고 두꺼워지는 과정을 성숙 과정이라고 부른다. 이러한 과정은 보통 6주에서 8주, 길게는 3개월 이상 걸린다. 조만간 혈액투석을 시작해야 하는 사람은 미리 혈관 검사를 통해 동정맥루 수술 계획을 세워 두어야 하는 이유가 여기에 있다.

혈액투석을 하는 말기 신부전 환자가 혈관 접근로를 사용할 수 없게 되면 혈액투석 자체를 할 수 없기 때문에 평소 혈관 접근로 관리가 매우 중요하다. 혈관 접근로 부위가 눌리지 않도록 해야 하며, 특히 혈관 접근로를 합병증 없이 오래 유지하는 것이 건강한 투석 생활의 관건이다. 하지만 반복적으로 바늘을 찔러 투석을 하고, 피를 뽑아내고 넣기도 하고, 바늘을 뽑아낸 다음에는 지혈을 해야 하므로 합병증이나 문제점이 필연적으로 동반된다. 혈관이 좁아지는 협착이 오거나 혈전에 의해 아예 막히는 경우도 생길 수 있고, 혈관이 풍선처럼 부풀어 오르기도 하고 세균에 의한 감염증이 올 때도 있다. 물론 이러한 합병증을 예방하고 해결하기 위해서 혈관 접근로에 대한 모니터링과 감시 기법이 발전하고 있는데, 혈관외과와 영상의학과 등과의 협력 진료를 통해 다양한 치료법도 계속 도입되고 있어서 혈관 접근로의 수명이 연장되는 추세이다.

콩팥 이식 환자의 예방접종

콩팥 이식 환자의 예방접종은 일반인과 차이가 있다

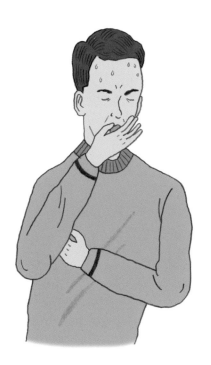
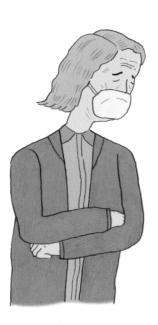

예방접종 백신은 약독화 생백신과 불활성화 백신의 두 가지로 나뉜다. 보통 생백신과 사백신으로 더 많이 불린다. 면역억제제를 복용하는 장기 이식 환자나 항암제를 복용 중인 암 환자는 생백신을 맞으면 안 된다. 백신으로 인한 감염증이 발생할 수 있기 때문이다. 반면 사백신은 감염증을 일으킬 염려가 없으므로 면역저하자는 적극적으로 예방접종을 하여야 한다.

겨울에는 독감 환자가 많다. 그런데 독감 환자는 대부분 젊은 사람들이다. 어르신들을 대상으로 한 국가 인플루엔자바이러스 백신 무료 예방접종의 효과로 보인다. 그런데 백신 예방접종을 하는 사람들은 백신이 국산인지, 가격이 얼마인지에 대해서는 관심을 가져도, 어떤 백신인지 알고자 하는 사람은 적은 것 같다. 인플루엔자바이러스 백신은 어떤 백신일까?

예방접종 백신은 약독화 생백신(live attenuated vaccine)과 불활성화 백신(inactivated vaccine)의 두 가지로 나뉜다. 보통 생(生)백신과 사(死)백신으로 더 많이 불린다.

생백신은 살아 있는 바이러스나 세균을 주사하는 것이다. 물론 안전하게 독성을 제거한 약독화 백신이다. 바이러스 생백신의 종류에는 대상포진, 수두, 홍역, 유행성이하선염, 풍진, 황열 백신이 있고, 세균 생백신에는 BCG(결핵), 경구용 장티푸스 백신이 있다. 사백신은 바이러스 또는 세균을 배양한 후 열이나 화학 약품으로 처리하여 불활성화시킨 백신이다. 폐렴구균(13가, 23가), A형 간염, B형 간염, 백일해, 파상풍 등이 속한다. 독감(인플루엔자) 백신은 일반적으로 사백신이지만, 비강 투여용 백신은 생백신이다.

생백신을 주사할 때 주의할 점은 백신으로 인한 감염증이 발생할 수 있다는 점이다. 생백신은 약독화되어 있다고는 하지만 살아 있는 바이러스 또는 세균이므로 면역력이 떨어져 있는 면역저하자에게 주사할 경우 해당 바이러스나 세균에 의한 감염증을 유발할 수도 있다. 그러므로 면역억제제를 복용하는 장기 이식 환자나 항암제를 복용 중인 암 환자는 생백신을 맞으면 안 된다.

만약 예방접종이 꼭 필요하다면 이식 전에 맞거나 항암 치료 기간을 피해 접종하여야 한다. 반면 사백신은 감염증을 일으킬 염려가 없으므로 면역저하자는 적극적으로 예방접종을 하여야 한다. 인플루엔자를 예로 들면, 면역저하자가 인플루엔자에 걸리면 심한 합병증이 발생할 가능성은 물론, 감염 후 사망 위험성이 월등히 높아지기 때문이다.

면역저하자의 예방접종에는 또 한 가지 문제가 있다. 백신을 맞아도 항체가 잘 생기지 않는다는 점이다. 항체 생성을 위해 백신 용량을 두 배로 올리거나 접종 횟수를 늘려야 할 때도 있다. 면역억제제를 복용해야 하는 장기 이식 환자나 사구체신염 환자는 약 복용 전에 접종하고 암 환자는 항암제 치료 기간을 피하여 접종하면 백신의 효율을 높일 수 있다. 마지막으로 장기 이식 환자의 경우 백신을 맞아서 항체가 생기면 이식한 장기에 거부 반응을 일으키는 원인이 되지 않을까 하는 우려가 있기도 하다. 이 문제에 대해서는 아직까지 큰 문제가 없는 것으로 알려져 있다. 그리고 백신을 맞아서 얻는 이익이 훨씬 크기 때문에 필요하다면 적극적으로 예방접종을 하는 것이 옳다.

투석 환자의 예방접종

투석 환자가 꼭 직접 챙겨야 할 예방접종

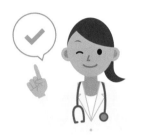

2009년 신종플루, 2015년 메르스, 2020년 코로나바이러스 감염증-19까지……. 의학이 발전한 21세기를 살고 있는 우리에게도 감염성 질환은 아직 끝나지 않은 숙제다. 특히 투석 환자를 비롯한 만성 콩팥병 환자들은 건강한 사람에 비해 면역력이 떨어져 있어 감염성 질환에 더 취약하다. 그러나 적절한 시기에 가능한 예방접종을 챙기면 그 위험성을 낮출 수 있다. '담당 의사 선생님께서 알아서 해 주시겠지' 하고 생각할 수 있지만 환자 개개인의 예방접종력을 세세히 알기 어려워 미쳐 못 챙기는 경우도 있으므로 환자 본인의 건강을 위하여 스스로 체크해 보자.

독감(인플루엔자) 백신은 매년 잊지 않고 반드시 챙겨야 하는 예방접종이다. 독감을 독한 감기로 생각하는 환자가 많은데 독감과 감기는 여러 가지 면에서 다른 감염 질환이다. 따라서 독감 백신을 맞았다고 하여 감기에 걸리지 않는 것은 아니다.

감기는 리노바이러스, 아데노바이러스 등이 원인으로, 보통 보존적 치료를 하면 좋아진다. 하지만 독감은 인플루엔자바이러스가 원인으로, 보존적 치료와 더불어 항바이러스제를 사용한다. 특히 독감은 면역력이 약한 투석 환자에게 중증의 합병증을 일으킬 수 있어 위험하다. 매년 유행하는 인플루엔자바이러스의 종류도 다르고 예방접종 후 만들어지는 항체는 6개월 정도만 지속되므로 매년 예방접종을 해야 한다. 예방접종을 하면 독감에 걸리지 않거나 독감에 걸리더라도 증상을 가볍게 하고 합병증을 예방할 수 있다.

　폐렴구균 예방접종은 폐렴의 원인이 되는 여러 가지 원인 중에서 폐렴구균에 의해 발생하는 폐렴을 예방해 준다. 따라서 폐렴구균 이외의 다른 균들에 의한 폐렴은 예방할 수 없으나 폐렴구균이 폐렴의 주요한 원인이므로 예방접종할 것을 권장한다.

　또한 폐렴구균이 원인이 되어 발생하는 뇌막염, 중이염, 부비동염 등도 예방할 수 있다. 투석 환자는 나이에 상관없이 평생 총 2회의 폐렴구균 백신을 접종할 것을 권장한다.

　이전에 예방접종을 한 적이 없다면, 보통 13가 백신을 먼저 접종하고 8주~1년 경과 후 23가 백신을 접종하는 것이 가장 효과적이다. 13, 23 같은 숫자는 폐렴구균 항원의 종류로, 폐렴구균의 전체 항원은 총 90여 가지가 있다. 이전에 예방접종을 한 적이 있다면, 맞았던 예방접종이 13가 백신이었는지 23가 백신이었는지, 맞은 후 몇 년이 지났는지에 따라 추가 접종이 필요할 수 있으므로 담당 의사와 상의 후 결정한다. 65세 이상은 보건소에서 13가 백신을 무료로 처방받을 수 있다.

　면역 기능이 떨어지는 사람에게 발병하는 대상포진도 예방접종을 챙겨야 하는 감염병이다. 대상포진은 신경절을 따라 발생하는 피부병변과 극심한 통증이 특징인 감염성 질환으로, 발병 후 항바이러스제를 이용하여 치료하더라도 통증이 계속되거나 후유증이 남는 경우도 많으므로 미리 예방하는 것이 중요하다. 대상포진 예방접종을 하면 대상포진에 걸리지 않거나 혹은 걸리더라도 약하게 앓고 지나갈 수 있다. 또한 대상포진에 걸리기 전에 맞는 것이 걸린 후에 맞는 것보다 예방 효과가 더 크기 때문에 미리 챙겨야 한다. 대상포진 예방접종은 평생 1회만 시행하면 된다.

　혈액투석의 경우 혈액을 통해 전염되는 감염병인 B형 간염에 대한 예방접종도 필요하다. 보통은 정기적으로 B형 간염 항체가 있는지 검사하고 항체가 없다면 B형 간염에 대한 예방접종을 시행한다. 6개월간 총 3회에 걸쳐 주사를 맞고 항체가 생겼는지 확인하여 필요에 따라 추가 접종을 하게 된다. 보통은 투석하는 병원에서 챙겨 준다.

이 외에도 우리나라 감염학회에서 권유하는 성인 예방접종으로는 A형 간염, 파상풍-디프테리아 예방접종이 있다. 투석 환자도 나이와 상황에 따라 필요할 수 있으므로 챙겨서 예방접종을 해야 한다. A형 간염은 보통 혈액 검사를 통해 항체가 있는지 확인한 후 항체가 없으면 접종하고 6개월 간격을 두고 2회 접종한다. 파상풍-디프테리아 예방접종은 10년 이내에 접종력이 없으면 맞아야 하고 10년마다 맞는 것을 권장한다. 필요에 따라 백일해가 포함된 백일해-파상풍-디프테리아 접종을 하는 경우도 있으므로 담당 의사와 상의하여 결정한다.

A형 간염 바이러스 예방접종

항체의 해석

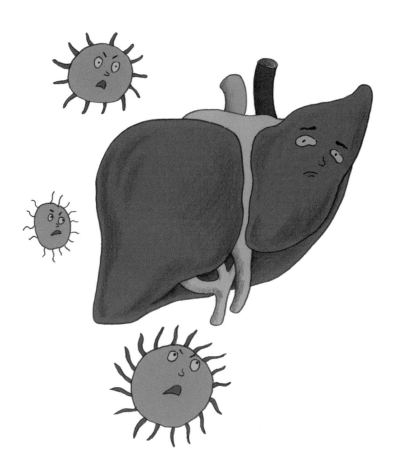

IgG형 A형 간염 바이러스 항체는 과거에 A형 간염에 걸린 적이 있거나 백신 접종으로 A형 간염 바이러스에 대한 면역력을 가지고 있는 사람에게 존재하는 항체이다. 혈액투석 환자는 항체가 없으면 접종하고, 접종 후 항체가 충분히 생성됐는지 검사가 필요하다.

얼마 전 국내에서 유통 중인 조개젓 제품 3건 가운데 1건꼴로 A형 간염 바이러스 유전자가 검출되었다는 보도가 있었다. 이런 보도를 접한 사람들은 '나는 A형 간염 바이러스에 대한 항체를 가지고 있는가?'라는 궁금증이 제일 먼저 들 것이다. 이때 확인해야 하는 항체는 IgG형 A형 간염 바이러스 항체(IgG anti-HAV)이다. 본 항체는 과거에 A형 간염에 걸린 적이 있거나 백신 접종으로 A형 간염 바이러스에 대한 면역력을 가지고 있는 사람에게 존재하는 항체이다. 즉, 본 항체는 A형 간염 바이러스 재감염에 대한 면역력을 갖게 하는 항체이다. A형 간염 바이러스 감염 이후 4~6주 이내에 나타나기 시작하여 평생 유지된다.

또 다른 A형 간염 바이러스에 대한 항체는 IgM형 A형 간염 바이러스 항체(IgM anti-HAV)이다. 본 항체는 IgG형 항체와 무엇이 다를까? IgM형 항체는 현재 급성 A형 간염이 의심되는 환자에게 나타나는 항체이다. 본 항체는 IgG형 항체와는 달리 간염 증상 발현 5~10일 전부터 나타나기 시작하여 감염 후 2~6주 사이에 급증했다가 3~6개월이 지나기 전에 사라진다. 그러므로 급성 A형 간염의 진단에 이용되는 것이다.

A형 간염은 B형이나 C형 간염과는 달리 주로 감염자의 분변에 오염된 손이나 오염된 물 또는 음식을 통해 경구로 감염된다. 감염 후 4주 정도의 잠복기가 지난 후 오심과 구토, 쇠약감, 미열, 관절통, 근육통 등 전신 증상이 나타나다가 황달과 관련된 여러 증상이 오면서 2주 정도 계속된다. 대체로 소아의 경우에는 감기처럼 가볍게 지나가는 때가 많은데 성인의 경우 증상이 더 심하고

전격성 간염으로 진행되기도 한다. 현재 A형 간염 바이러스를 치료하는 약은 없다. 그러나 다행히도 대부분 3개월 이내에 회복되며, 만성화되지 않는다.

A형 간염은 주로 감염자의 분변에 오염된 손, 물 또는 음식을 통해 경구로 감염되므로 손 씻기, 물 끓여 마시기, 익혀 먹기 등 개인위생을 철저하게 준수하는 것이 좋다. 아울러 예방을 위해서는 예방접종이 중요하다. 예방접종의 목적은 IgG형 A형 간염 바이러스 항체를 만들기 위한 것이다. 연령층에 따라 예방접종을 하는 방법이 다른데 40세 이상 중장년층은 백신 투여 전에 검사하여 IgG형 항체가 없는 경우에만 접종한다. 40세 이상 중장년층은 대부분 이미 IgG형 항체를 가지고 있기 때문이다. 반면 40세 미만은 IgG형 항체 유무를 검사하지 않고 접종한다. 좋은 개인위생 환경에서 자란 20~30대 청년층은 40대 이상과는 달리 상당수가 항체를 가지고 있지 않기 때문이다.

백신은 불활성화 백신(하브릭스®, 박타®, 아박심® 등)이다. 근육주사용이며, 6~18개월 간격으로 두 차례 접종한다. 1차와 2차 접종의 백신 제조사는 달라도 문제가 없다. A형 간염 바이러스가 단일 항원을 가지기 때문이다. 백신 접종 후 일반인에게서는 항체가 거의 100% 생성되기 때문에 접종 후 항체 검사는 따로 하지 않는다. 단, 만성 콩팥병 환자, 특히 혈액투석 환자와 같이 면역력이 저하된 사람은 기본 접종 후에 항체가 충분히 생성되지 않을 수 있으므로 항체 검사가 필요하고, 항체가 만들어지지 않았다면 추가 접종이 필요할 수도 있다.

메르스 경험

메르스 당시의 인공신장실 경험

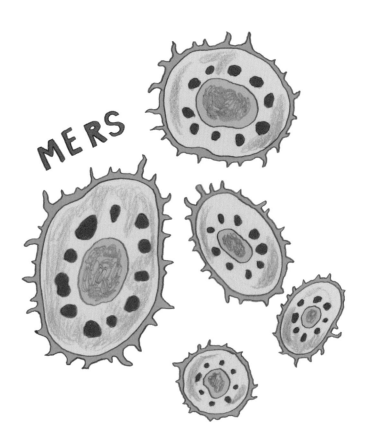

메르스 전염병 시절에 필자가 인공신장실에서 메르스에 걸린 최초의 혈액투석 환자를 진단하였던 사례를 전하며 당시 대처에 대해 설명하려 한다. 더불어 현재 코로나19 상황에서 신장내과 의사들이 어떠한 마음가짐으로 어떻게 대처하고 있는지 이야기해 보고자 한다.

필자의 신장내과 의사 생활에서 바이러스 감염증에 의한 커다란 파도가 두 번 몰아쳤으니, 하나는 메르스(2015년) 사태이고, 다른 하나는 현재 진행 중인 코로나19 사태이다.

혈액투석 중인 말기 콩팥병 환자는 면역저하자인 데다가 인공신장실이라는 막힌 실내 공간에서 주 3회 총 12시간가량을 머무르기 때문에 공기 전염이 매우 쉽게 일어날 수 있는 조건이다. 이에 인공신장실 내의 대규모 감염병 전염은 모두가 우려하는 바다.

메르스 전염병 시절에 필자는 인공신장실에서 메르스에 걸린 최초의 혈액투석 환자를 경험한 바 있다. 이 사례를 전하며 당시의 대처에 대해 설명하려한다. 더불어 현재 코로나19 상황에서 신장내과 의사들이 어떠한 마음가짐으로 어떻게 대처하고 있는지 이야기해 보고자 한다.

2015년, 어느 무더운 여름날 1년 차 전임의에게서 연락이 왔다.

"선생님, 제가 응급실에 잠깐 가 있는 동안 메르스 확진자가 응급실에 다녀가서 제가 2주 동안 자가 격리를 하게 되었습니다. 잠시 선생님께 인공신장실 전담을 부탁드립니다."

그동안 다른 동네 일이라고만 생각했던 메르스가 근처에 다가왔다는 것이 믿기지 않았지만, 그래도 대수롭지 않게 잘 쉬고 오라고 대답했던 게 기억난다.

임시로 인공신장실을 담당하고 나서, 그때 그 전임의를 자가 격리되게 한 병원 응급실 방문 환자가 슈퍼 전파자로 알려지면서 우리 인공신장실을 위해할 수 있는 일이 무엇일지 고민하였다.

당시는 지금의 코로나19 시기에 비해 각종 구체적인 지침이 미비하였다. 그래서 나름 고심 끝에 생각해 낸 방안이 환자와 의료진 모두 마스크를 쓰게 한 것이었다. 감염 예방 및 경각심 고취를 위해서였다. 이후 본 병원 인공신장실에서 주 3회 정기 투석을 하는 78세 남성 환자에게 38도의 발열이 발견되었다. 인공신장실에 입실할 때는 정상 체온이었는데 투석 중 상승한 것이었다. 그러나 발열 외에 다른 호흡기나 소화기 이상 증상은 없었다. 감염관리실과 상의하여 메르스를 검사할 근거가 부족하니 일단 경과를 관찰하기로 하였다. 그리고 다음 투석 때도 투석 중에 발열이 있었으나 이틀 전과 동일하게 다른 증상이 없어서 감염관리실 상의하에 환자에게 호흡기 증상이나 소화기 증상 발생 시 인공신장실로 오지 말고 일단 전화하라고 신신당부하였다. 왜냐하면 당시 그 환자는 직업상 전국을 돌아다니는 분이었기에 역학적 연관성이 없다는 것을 확신할 수 없었기 때문이었다.

아니나 다를까 이틀 후 저녁에 그 환자의 자녀가 인공신장실로 전화를 걸어, 환자에게 객혈, 객담, 설사가 있다고 하는 것이다. 가슴 한구석이 싸해지면서 설마 하는 생각이 들었다. 그러나 아무래도 메르스 가능성이 있어서 절대 인공신장실로 바로 오지 마시고 병원 정문 선별진료소를 통해 들어오라고 설명하였고, 그렇게 입원하였다. 철저한 격리 상태에서 기본 검사 및 혈액투석을 시행했는데, 환자의 폐 엑스레이를 보는 순간 '아, 나에게 이런 일이 생길 수 있구나' 싶었다. 흔히 볼 수 없는 폐의 이상이 너무나도 크고 명확하게 보이는 것이었다. 그것은 일반적인 폐렴의 모양이 아니었다. 그러는 와중에 메르스가 의심되어 재검에 들어갔으니 인공신장실 내 의사와 간호사 모두 퇴근하지 말고 인공신장실 내에 머무르라는 지시가 떨어졌다. 그때 하염없이 밤 10시쯤까지 기다렸던 생각이 난다.

기다림 끝에 모두 자가 격리 대상이긴 하나, 환자들의 혈액투석은 꼭 유지되어야 하므로 코호트 격리가 되기로 하였다. 당시에는 코호트 격리라는 말이 굉장히 생소했으나 한마디로 인공신장실 환자, 간호사 그리고 의사는 모두 한 배에 탔고, 우리끼리의 노출은 어쩔 수 없으나 다른 이와는 철저하게 격리하는 것이었다. 출퇴근은 자가용으로 하고, 집에서는 자가 격리하고, 가족은 외부로 보내고, 병원에서는 방호복을 입고 근무하였다. 당시는 한여름이라 방호복을 입으면 얼마나 더웠는지 모른다. 필자는 그렇다 치고, 간호사들은 땀을 뻘뻘 흘리며 장갑을 2겹 낀 둔한 손으로 환자에게 투석 주삿바늘을 꽂느라 고생이 이만저만이 아니었다. 그중 가장 무서웠던 것은 중간중간 우리에게 미열이라도 있으면 메르스에 걸리지 않았을까 하는 공포감이었던 것 같다. 인공신장실 환자는 1인실에 격리 후 투석하였고, 병원은 폐쇄하였다. 당시 전국 각지에서 자원해 주신 간호 인력의 도움을 많이 받았다. 다행인 것은 그렇게 시간이 무사히 흐르고 아무런 추가 감염자 없이 상황이 완료되었다는 것이다.

현재 코로나19 사태에는 질병관리본부를 통해서 세부적인 각종 지침이 잘 내려오고 있다. 아마도 메르스 때를 발판으로 감염증 관리가 한 걸음 도약한 것으로 보인다. 발열이 있으면 일단 인공신장실에 입실하지 못하고, 코로나19 검사를 한다. 다음 날 아침이면 바로 결과가 확인되므로 연거푸 이틀을 검사하여 음성이 나오고 임상 증상이 없으면 다른 환자들과 함께 투석을 진행한다. 환자들 자체도 인식이 많이 고취되어 이렇게 검사 때문에 투석이 지연되면 화가 날 법도 한데 모두 잘 따라 주신다. 마스크는 당연히 필수이며, 개인위생도 철저히 지켜지고 있다.

감염병이 메르스, 코로나19로 이어지고 있으며 향후 또 어떤 감염병이 우리에게 닥칠지 모른다. 인공신장실 환자들은 면역저하자이므로 신장내과 의사들은 이러한 감염병에 대해 항상 촉각을 곤두세우고 남의 일이라고 안일하게 생각하지 않는다. 이렇게 의사, 간호사, 환자 모두가 서로 다독이고 나아가다 보면 어떠한 감염병이 오더라도 잘 이겨 낼 수 있으리라 믿어 의심치 않는다.

코로나 시대의 이야기

메르스를 넘어 코로나19 시대의 인공신장실

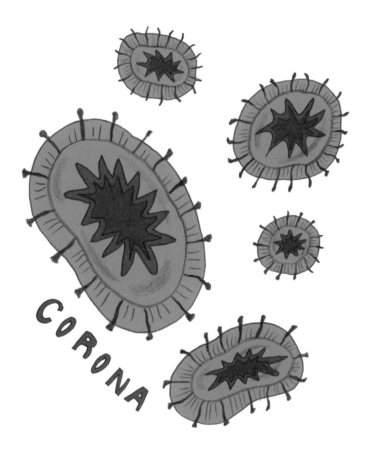

2015년 메르스가 우리를 할퀴고 지나가더니 이번에는 코로나가 문제다. 메르스 때보다 더 오랫동안 우리를 괴롭히고 있다. 우리는 어떻게 이 코로나를 극복해 나갈 수 있을까?

요즘 같은 때 열이 나는 환자, 특히 투석 환자를 받아 주는 병원은 흔치 않다.

"수년 전부터 당뇨성성 합병증으로 월, 수, 금 투석을 받으시는 80대 여성 환자분이다. 뇌경색으로 인해 와상 상태로 지내시는 분으로 일주일 전에 발열과 상기도 감염 증상이 있어 항생제 투여를 시작하였는데, 증상이 호전되다가 다시 어제부터 의식이 처지면서 고열이 계속되고 있다. 전원 문의드린다."

계속 주변 대학병원에 전원을 문의하는 전화를 걸고 있지만 돌아오는 답은 비슷하다. "현재 병원 응급실이 꽉 찬 상태이고, 중환자실 자리도 없고, 격리 병실도 없는 상태이다. 열이 나면 코로나 검사를 해야 하니 선별진료소에서 하루 이상 대기할 수 있고, 검사 결과가 나와야 병원 내부로 들어올 수 있다. 전일 코로나 환자가 다녀가서 소독 때문에 현재 응급실 건물이 일부 폐쇄 상태이다. 지금 응급실에 접수된 환자들이 너무 많아서 진료를 볼 수 없는 상황이다. 다른 병원을 알아보라."며 황급히 끊는다.

메르스가 유행했던 2015년, 현장에서 내가 직접 겪었던 일이 생각난다. 타 병원에서 폐렴 치료 중 발열이 계속되어 전원된 환자를 맡게 되었는데, 이 환자가 5일 뒤 메르스 확진 판정을 받은 것이다. 이때 가장 큰 걱정은 이 일로 인하여 투석실에 감염이 퍼질 수 있다는 점이었다. 만약 내가 맡은 이 환자로 인하여 내가 감염된다면 투석 환자들의 집단 감염으로 이어질 수도 있었다. 특히 투석실은 밀폐된 공간에서 겨우 1m 남짓한 간격의 침대에 누워 여러 환자들이 동시에 장시간 투석을 받는다. 한 명의 감염이 모든 투석 환자의 집단 감염으로 이어지기 좋은 환경이지 않은가? 더구나 투석 환자들은 면역력이 약하기 때문에 특별한 증상이 없이 순식간에 폐렴, 패혈증으로 진행하여 생명이 위험할 수도 있다. 이러한 위험성 때문에 두려움이 엄습하였지만 하늘이 도운 탓인지 그때 내가 근무하던 투석실에서는 메르스 환자가 발생하지 않았다.

그렇게 메르스가 우리를 할퀴고 지나가더니 이번에는 코로나가 문제다. 메르스 때보다 더 오랫동안 우리를 괴롭히고 있다. 2020년 11월, 대한신장학회 발표에 따르면 투석실 관련 코로나19 확진자는 총 42개 의료 기관에서 투석 환자 47명, 의료진 13명, 직원 3명이라고 한다. 투석 환자 중에서 코로나 확진자가 발생하면 확진자는 국가 지정 입원 병상으로 이송되고, 해당 기관 접촉자들은 검사 후 자가 격리를 해야 한다. 자가 격리 중에는 격리된 공간에서 또는 별도의 시간에 투석을 받아야 하고, 인공신장실 내원은 자차나 도보 혹은 방역 당국에서 제공하는 이동 수단을 이용하여야 한다. 사실 거동이 불편하고 컨디션이 좋지 않은 투석 환자들은 자가 격리 중 장거리를 이동하여 투석을 유지하기가 쉽지 않고 이 과정에서 지병이 악화되거나 치료를 포기할 가능성도 있다. 자가 격리 기간에는 기존에 다니던 병원과 연결이 끊기고, 의료 접근이 더 어려워진다는 것이 큰 문제인 듯하다.

현재 인공신장실의 의료진과 환자들은 풍랑 속에서 한배를 탄 공동 운명체가 되었다. 환자, 보호자, 의료진은 모두 각자 개인위생을 철저히 하고, 가능한 한 외출이나 모임을 자제하여 곤란한 상황이 일어나지 않도록 주의해야 한다. 코로나와의 싸움이 언제 끝날지 모르는 상황에서 서로를 배려하며 '이 또한 지나가리라'라는 확신을 가지고 메르스 때처럼 각자의 위치에서 모두가 힘을 합쳐 노력하다 보면 코로나도 끝이 날 것이다.

난관의 극복

투석을 그만두고 싶은데 어떻게 해야 하나?

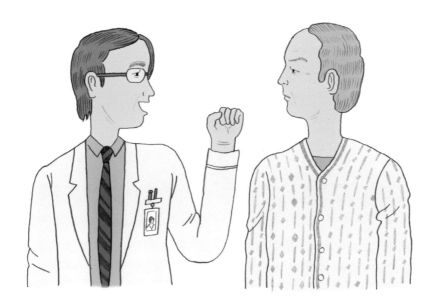

만성 콩팥병 환자들은 대부분 투석을 진행하면서 우울감과 불안을 느끼며 스트레스를 받는다. 이런 감정의 기복은 당연하며, 해소를 위해 노력해야 한다. 특히 투석을 일상의 한 부분으로 받아들이고 적응하다 보면 콩팥 이식 기회와 함께 새로운 삶이 기다리고 있다.

"선생님 저 투석을 그만하고 싶어요."

그간 아무 말 없이 투석 치료를 잘 받던 투석 환자가 어느 날 갑자기 이런 말을 한다. 환자는 의사에게 '선생님 저 우울해요, 선생님 저 불안해요'라고 호소하고 있는 것이다.

만성 콩팥병의 마지막 단계인 말기 신부전에 이르면 적절한 시점에 투석을 시작해야 한다. 환자들은 담당 의사로부터 투석을 시작하자는 말을 들으면 대부분 마치 암 선고를 받은 것만큼이나 충격을 받는다고 한다. 아마도 말기 신부전 상태에 빠진 콩팥이 다시 좋아질 수 없음을 잘 알고 있고, 투석 기계에 의존해야 자신의 생명이 유지된다는 생각, 투석 치료를 중단할 시 자신의 생명은 끝이라는 두려움과 함께 앞으로는 평생 매주 3회씩 장시간 동안 꼼짝없이 투석 기계에 매여 있어야 한다는 속박감이 겹쳐서 극심한 스트레스를 받는 것일 테다. 아울러 가정 문제, 직장 문제, 경제적 문제 등 온갖 주변 문제에 걱정의 포로가 된다.

주 3회씩 4시간 동안 받아야 하는 투석 과정도 편하지만은 않다. 울퉁불퉁하게 튀어나온 팔의 혈관을 마주해야 하고 방망이만 한(?) 공포의 주삿바늘에 두 군데나 찔리는 고통과 함께 장시간 동안 쥐 죽은 듯 조용히 누워 있어야 한다. 투석 종료 후 바늘을 뺀 다음에는 지혈을 위한 압박을 받아야 하고, 신장실을 떠난 뒤 가정에서도 식이 조절 및 체중 관리를 위해 마음껏 먹을 자유를 박탈당한 채 조심조심히 살아야 한다. 이런 생활이 기약 없이 반복되면서 불안감과 우울감이 점점 증폭되어 간다. 투석 환자 중 20~30%가 우울증을 앓고 있

고, 이는 일반인의 우울증 유병률인 10~15%와 비교하면 2배 정도 높다.

우울 상태에 빠진 투석 환자들이 느끼는 감정은 대략 다음과 같다.

"나는 불행하다. 내 인생은 실패작이고 나의 미래에는 희망이 없다. 매사 자신감이 없고 나의 능력에 회의감이 든다. 다른 사람들이 나를 무시하고 싫어하는 것 같다. 온종일 기운이 없고 의욕도 없다. 기분이 우울하고 무력감이 지속된다. 더는 식단 조절을 하기가 싫다. 이런저런 생각들로 정신 집중이 안 되고 밤에 깊은 잠을 깊이 이루지 못하고 낮에 졸리다. 갑자기 눈물이 나기도 하고, 때로는 작은 일에 화가 나기도 한다."

이런 감정 상태와 함께 내가 어떻게 되든지 투석을 중단하고 싶어지기도 한다. 어쩌면 이러한 감정의 기복은 당연한 것으로 볼 수도 있다. 그러나 이런 증상들이 일시적이지 않고 일상적이고 지속적이라면 우울증과 관련된 심각한 증상일 수 있다. 우선 스스로 우울증이 아닌지 자가진단을 해 보되 의료진과 적극 소통하는 것이 필요하다. 그들은 자신들이 직접 도움을 주거나 때로는 신경정신과 전문의, 사회복지사나 관련 공무원 등과 연결하여 환자들의 어려운 점을 도와줄 수 있다.

필자는 우울해하고 불안해하는 환자분에게 이런 말을 한다. 현재 투석 기술이 대단히 발전하여 투석만 잘 받고 주의사항만 잘 지켜도 어려움 없이 일상생활을 할 수 있으니 투석을 일상의 한 부분으로 받아들이고 현재 처한 환경에 적응해 나가자고 말이다. 더구나 조금만 참고 기다리면 콩팥 이식의 기회가 올 것이고, 콩팥 이식을 성공적으로 마치면 새로운 삶이 기다리고 있다는 점을 강조한다.

스트레스와 갈등의 극복

슬기로운 투석 생활

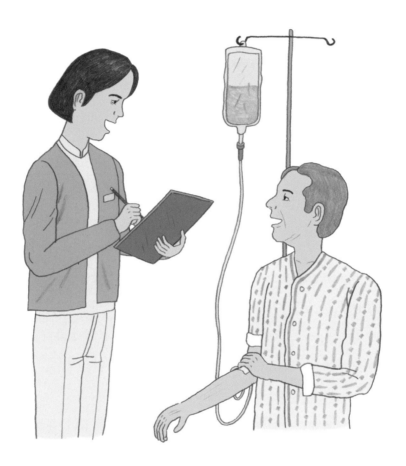

슬기로운 투석 생활을 하려면 오랜 기간 이어지는 투석에서
오는 스트레스를 내버려 두지 말고 줄이도록 노력해야 한다.
의료진과 환자가 남녀노소 관계없이 서로 존중하고, 스스로
를 사랑하고 항상 밝은 표정을 하면 좋다.

혈액투석은 한 번에 4시간 동안 하며, 일주일에 3번 하는 것이 일반적이다. 콩팥병 때문에 신체적으로 힘든 상태에서 일주일에 12시간을 병원에서 생활하는 것은 상당한 스트레스를 일으킨다. 투석 환경이 좋아지면서 환자의 삶의 질은 향상되었지만, 매번 바늘에 찔리며 필수 약제를 복용해야 하고 일주일에 3번은 빠짐없이 병원에 가야 하기에 스트레스를 잘 관리하는 것이 매우 중요하다.

"얼굴을 마주했는데 왜 인사를 하지 않지요?"
"먼저 인사해 보셨나요?"
"아니요. 내가 나이도 많은데 왜 먼저 인사하지요?"

한 남성 투석 환자가 간호사가 자신에게 인사하지 않은 것에 대해서 원장에게 하소연하며 나눈 대화의 한 장면이다.

자세히 들어 보니 인사를 하지 않아서 생긴 일이 아니라 아주 사소한 문제 때문에 일어난 일이다. 환자들은 대부분 투석 생활에 잘 적응하지만 투석을 하면서 환자와 의료진 간의 갈등으로 간혹 서로 스트레스를 주고받는다. 수년간 계속해서 혈액투석을 하면 환자와 의료진 간에는 가족과 같은 친밀감이 쌓인다. 그러면서 서로 격의 없이 편해지기도 하는데 이것이 오히려 서로에게 오해를 일으키기도 한다. 아무 사심이 없는 말이나 표정인데도 잘못 이해하는 경우 마음에 상처를 입고 스트레스를 주고받는다.

투석실에서는 연세가 지긋하신 남성 환자분과 상대적으로 젊은 여성 간호사 사이에 아주 드물지만 소통의 어려움으로 서로에게 스트레스를 유발하는 경우도 있다. 남녀 간의 차이일 뿐 아니라 세대 간 차이로 서로 이해하기 어려운 측면이 있다. 오랜 기간 친숙해지고 의료 행위를 주고받는 특별한 관계이기에 의도적으로 갈등을 일으키는 것은 아니다. 오히려 친밀한 관계에서 바쁜 와중에 어떤 일에 대해 기대한 것보다 못 미친 경우 이에 대한 아쉬움이 생겨 순간적으로 스트레스를 표출하는 경우가 많다.

남녀 간 생물학적 차이, 문화적 차이 그리고 세대 간의 차이를 모두 극복하기란 쉽지 않다. 그렇다고 오랜 기간 투석 생활을 해야 하는데 스트레스를 생기는 대로 내버려 둘 수는 없다. 인생에서 행복으로 가는 지름길은 스트레스를 줄이는 것이다. 아예 없앨 수는 없어도 줄일 수는 있다.

슬기로운 투석 생활을 하려면 어떻게 해야 하나?

첫째, 남녀의 다름을 이해하고 가치 있게 여기는 것이 서로 신뢰하는 관계를 형성하는 데 중요하다. 남자와 여자가 그 차이로 인해 서로 보완해 줄 수 있음을 가치 있게 여겨야 한다.

둘째, 환자는 자신의 욕구를 더 확실히 표현하고, 의료진은 환자가 요구하는 바를 제대로 이해하여 그에 따라 행동하는 것이 필요하다. 무엇보다 소통이 중요하다. 소통하지 않고 시간이 흐르면 오해는 점점 커진다. 원장실은 항상 열려 있으니 적극적으로 이용하면 좋을 듯하다.

셋째, 상호 존중하면 편하다. 우리나라는 상하 관계를 중요시해 왔다. 그런데 이제는 수평 관계를 더욱 중요하게 여긴다. 상하 관계로 인해 신경 쓸 것이 줄어들었기 때문에 남녀노소 관계없이 상대를 높여서 존중하면 의외로 마음이 편하고 스트레스가 줄어든다.

넷째, 웃는 모습, 밝은 표정, 부드러운 말투는 보너스다. 이렇게 하면 투석 생활이 분명 좋아지지만 안 돼도 어쩔 수 없다. 습관을 바꾸기는 쉽지 않기 때문이다. 그래서 보너스다.

다섯째, 자기 자신을 사랑하면 좋다. 가족과 같은 친밀한 관계이든, 낯선 사람과의 관계이든 스트레스 없이 원만한 관계를 유지하기란 쉽지 않다. 그중 스트레스를 줄일 수 있는 가장 기본은 자신을 사랑하는 것이다. 자신을 사랑하면 스스로 기분이 좋아지며 남을 바라보는 시선이 따뜻해진다. 자신을 사랑하면 할수록 다른 사람으로부터 사랑을 받는 문도 더 활짝 열린다. 그러면 투석 생활은 자연스레 편안하고 원만해질 것이다.

복지 혜택

만성 콩팥병 환자가
꼭 알아두어야 할 복지 정보

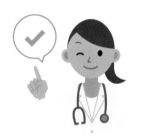

"투석을 받게 되면 많이 비싼가요?"

만성 콩팥병 5단계 환자에게 투석 치료를 준비하도록 설명하면 으레 듣게 되는 질문이다. 진료비와 관계된 경제적 문제의 해결은 의료와 직접적인 관련은 없지만, 환자의 치료 순응도를 좌우하고 나아가 치료 예후와도 관계되기 때문에 의료진이 관심을 가져야 하는 부분이다.

투석을 하거나 콩팥 이식을 받아야 하는 말기 콩팥병은 중증 난치 질환이므로 기본적으로 건강보험 산정 특례 제도의 적용을 받는다. 이것은 외래 또는 입원 진료 시 요양 급여 부분의 본인 부담률을 20%에서 10%로 줄여 주는 제도이다. 일반적으로 투석 및 콩팥 이식 시행 후 담당 의사가 신청서를 작성해 주면 건강보험 가입자는 국민건강보험공단에, 기초 생활 수급자는 시군구청에 신청서를 제출하며 5년마다 갱신이 필요하다. 또한 콩팥 장애 등록도 가능한데, 투석 치료 시작일 기준 3개월이 지난 환자는 장애의 정도가 심한 장애, 콩팥 이식 수술 이후 환자는 장애의 정도가 심하지 않은 장애로 등록된다. 장애 진단의 경우 2년마다 재판정이 필요하다.

산정 특례 및 장애 등록은 신대체요법을 받는 말기 콩팥병 환자 모두에게 공통으로 적용되는 복지 혜택이고 경제적으로 아주 어려운 환자를 위한 제도도 있다. 희귀 질환자 의료비 지원 사업, 재난적 의료비 지원 사업, 보건복지부 긴급 지원 사업, 차상위 본인 부담 경감 대상자 지원 사업 등이다. 이러한 혜택은 환자 및 부양 의무자 개개인의 소득 및 재산 수준에 따라 지원 가능 여부가 결정되며 보건소나 읍면

동 행정 복지 센터에 신청하면 된다. 인공신장실 혹은 신장내과 의사 및 간호사는 대부분 이러한 제도에 대해 잘 알고 있으므로 환자분들은 진료 중인 병원에 문의하여 신청할 수 있다. 이처럼 말기 콩팥병 치료를 꾸준히 받을 수 있게 해 주는 다양한 경제적 지원 제도가 있지만 의료비 지원만이 능사는 아니다.

노인 장기 요양 보험제도는 만 65세 이상 또는 만 65세 미만으로 노인성 질병이 있어 일상생활이 어려운 노인을 대상으로 가정이나 장기 요양 기관에서 신체 활동, 인지, 가사 활동 지원 등의 요양 서비스를 제공해 주는 제도이다. 필자는 진료 현장에서 60대 아주머니가 70대 할머니가 되고, 활발히 걸어서 내원하던 환자가 휠체어를 타게 되고, 함께 웃으며 대화하던 환자가 노인성 치매로 점점 일상생활이 어렵게 되는 과정을 보곤 한다. 이러한 환자의 기능 저하는 가슴 아프지만 일어날 수밖에 없는 일이고 생명 유지를 위해 필수적인 주 3회 혈액투석을 위한 내원 혹은 복막투석의 시행을 어렵게 한다. 환자의 자녀는 직장 때문에 시간을 낼 수 없고, 배우자 역시 고령으로 환자를 돌보기 어려운 경우가 많다. 이때 노인 장기 요양 보험은 요양사 혹은 시설 입소를 통해 환자 내원을 돕고, 약물 복용을 보조하고, 혈압과 혈당 등의 기본적인 생체 활력 지수를 측정하는 등 투석 치료를 이어 나가는 데 큰 도움을 준다. 노인 장기 요양 보험은 담당 의사와 상의하여 전국 국민건강보험공단을 통해 신청할 수 있다.

본원 인공신장실에서 8년째 혈액투석 중인 한 67세 남성 환자는 가족이 모두 미국에 있고 혼자 컨테이너에서 생활하던 중 어느 날 호흡 곤란으로 응급실을 갔다가 입원하여 혈액투석을 시작하게 되었다. 우리 신장실에서 의료 급여를 받도록 돕고 요양원을 수소문하여 입소하도록 조치했다. 회진을 돌 때면 항상 손을 흔들며 인사하신다. 간호사들은 이발 좀 하시라고 잔소리한다. 일주일에 세 번 만나는 사이, 보통 인연이 아니다. 간호사들은 환자분들 댁에 있는 숟가락 개수도 다 안다고 우스갯소리를 한다. 환자가 안정적으로 치료를 받을 수 있도록 경제적인 지원 및 일상생활의 지원을 환자와 의료진이 같이 고민하는 것도 진료에서 중요한 부분이 아닐까 한다.

투석실의 미래

인공신장, 인공장기 개발로
10년 후 혈액투석실이 없어질 수도 있다?

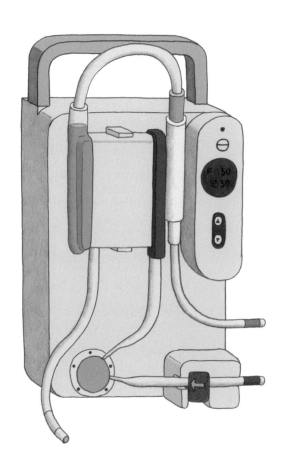

현 단계에서 인공신장기라고 하면 혈액투석기를 의미하지만, 미래의 인공신장기는 휴대용 혈액투석기를 뛰어넘어 완전히 새로운 모습으로 변신(?)할 것이다. 세계 각국에서 휴대할 수 있거나 착용이 가능하고 일상에서 움직이면서 투석할 수 있는 휴대용 투석기, 체내에 삽입 가능한 투석기 개발이 진행되고 있다.

최근 일본 야마나시대학과 고베대학 공동연구팀이 휴대용 혈액투석기 개발에 성공했다고 발표했다. 이 투석기는 서류 가방보다 작은 크기의 휴대용 투석기다. 현재 병원에서 사용하는 혈액투석기는 무겁고 높이가 1m를 넘는 대형기기인데 이 투석기는 휴대가 가능한 소형 투석기다. 연구팀이 염소를 대상으로 적용 실험한 결과를 보면 2주 동안 펌프 교체 없이 혈액 내 노폐물을 걸러내는 데 성공하였다고 하며, 조만간 사람을 대상으로 하는 임상 시험을 시작해 2023년쯤 출시할 계획이라고 한다. 이 제품이 상용화되면 투석 환자들이 가정에서도 손쉽게 투석 치료를 할 수 있을 전망이라고 한다. 환자가 자신의 혈관에 바늘을 꽂는 방법만 익히면 된다. 장기간 해외여행을 할 때도 휴대용 투석기로 직접 혈액투석을 할 수 있게 될 것이다.

혈액투석기는 환자의 몸에서 나온 혈액을 기계로 보내서 정화한 다음 몸 안으로 돌려보내는 데 이용하는 기계장치이다. 이때 혈액 정화는 투석이라는 과정을 통해 이루어지는데, 투석이라는 것은 혈액 중 노폐물과 과잉 수분을 제거하는 기능을 말한다. 혈액투석 환자들은 일주일에 세 번 투석기가 설치된 병원에 가서 한 번에 4시간씩 투석을 받는다. 현재의 혈액투석기는 크고 무거워서 휴대가 불가능하고 정해진 시간에 투석을 전문으로 하는 의료진의 도움을 받아야 하므로 불편하고 일상생활에 지장을 준다. 이번에 개발된 휴대용 혈액투석기가 상용화된다면 이러한 불편을 크게 해소해 줄 뿐만 아니라 생활의 질 향상에도 큰 도움이 될 것이다.

인공장기는 인간의 장기를 대체할 수 있도록 만들어진 장기로서 인공신장

외에 인공심장, 인공혈관, 인공식도, 인공고막, 인공항문, 인공골두, 인공관절 등이 이미 개발되었다. 지금도 성능을 높이기 위한 연구가 진행되고 있고 일부는 실용화 단계까지 도달하였다고 한다. 현 단계에서 인공신장기라고 하면 혈액투석기를 의미하지만, 미래의 인공신장기는 휴대용 혈액투석기를 뛰어넘어 완전히 새로운 모습으로 변신(?)할 것이다. 인공신장기의 개념이 달라지는 것이다.

현재 세계 각국에서 휴대할 수 있거나 착용이 가능하고 일상에서 움직이면서 투석할 수 있는 휴대용 투석기 개발이 진행되고 있다. 더 나아가 체내에 삽입이 가능한 투석기 등에 대한 연구도 활발히 진행되고 있다고 한다. 아직 개발이 진행 중이고 완벽한 실용화 단계에 도달하지는 못했으나 조만간 그런 날이 올 것으로 기대한다.

마지막으로 문득 이런 생각이 든다. 미래에 인공신장기가 개발된다면 그 후 지금의 혈액투석실은 어떻게 될 것인가? 필자가 현재 운영 중인 인공신장실은 어떤 모습으로 변해 있고 필자는 그때 무엇을 하고 있을까?

콩팥 이식

콩팥을 이식할 때 기존 콩팥은 어떻게 하는가?

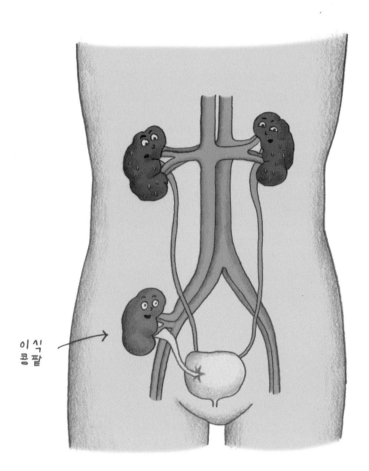

이식
콩팥

장기 이식을 할 때는 이미 망가진 환자의 기존 장기를 일부 또는 전부 들어내고 그 자리에 장기 공여자로부터 떼어 낸 장기를 붙이는 것이 일반적이다. 그런데 콩팥 이식은 다르다. 콩팥 이식은 환자의 망가진 기존 콩팥을 그대로 두고 콩팥 공여자의 콩팥을 환자의 복부 아래쪽에 있는 장골와 부위에 옮겨 심는 과정으로 이루어진다.

장기 이식을 할 때는 이미 망가진 환자의 기존 장기를 일부 또는 전부 들어 내고 그 자리에 장기 공여자로부터 떼어 낸 장기를 붙이는 것이 일반적이다. 간 이식을 예로 들면 다음과 같다. 우선 환자의 병든 간을 제거한 후 그 자리에 떼어 낸 공여자의 간을 집어넣어 붙인다. 간을 붙이는 과정은 간정맥, 간문맥, 간동맥을 연결하고 마지막으로 담도를 재건하는 것으로 이루어진다.

그런데 콩팥 이식은 다르다. 콩팥 이식도 기존 콩팥을 떼어 내고 그 자리에 새 콩팥을 붙인다고 아는 사람이 많은데 그렇지 않다. 콩팥 이식은 환자의 망가진 기존 콩팥을 그대로 두고 콩팥 공여자의 콩팥을 환자의 복부 아래쪽에 있는 장골와 부위에 옮겨 심는 과정으로 이루어진다. 옮겨 심은 콩팥의 신동맥은 환자의 동맥에, 신정맥은 정맥에, 요관은 방광에 연결하면 수술이 마무리된다. 공여자의 콩팥을 떼는 수술은 비뇨의학과에서 하고, 이 콩팥을 환자에게 붙이는 수술은 외과에서 나눠서 하는데 말로 하면 대단히 간단한 수술이다. 3시간 정도 걸린다.

현재 콩팥을 이식할 때는 대부분 기존 콩팥을 떼어 내지 않고 그대로 둔다. 과거에는 고혈압이 심하고 조절되지 않는 환자는 기존의 양측 콩팥 절제 수술을 먼저 한 후에 콩팥을 이식하였다. 물론 최근에는 이런 목적의 콩팥 절제술은 시행하지 않는다. 좋은 혈압약이 많이 개발되어 그럴 필요가 없어졌기 때문이다.

수술 자체와 관련된 위험성도 간과할 수 없다. 기존 콩팥이 다 망가져서 쪼그라들어 있고 기능도 시원치 않아 쓸모가 없다고 볼 수도 있지만 그대로 두는 이유가 있다. 첫째, 기존 콩팥에서 적은 양이지만 소변을 만들어 내기 때문에 어느 정도 수분을 섭취해도 문제가 없고, 둘째, 적은 양이나마 조혈 호르몬인 에리스로포이에틴을 만들어 내므로 빈혈 예방에 도움이 되고, 마지막으로 활성형 비타민 D를 만들어 내서 뼈 건강에 도움을 주기 때문이다.

그렇지만 기존 콩팥을 그대로 두면 콩팥 이식 후 심각한 문제가 발생할 위험성이 있는 경우에는 이식 전에 콩팥 절제술을 시행한다. 우선 콩팥에 지속되고 해결되지 않는 감염증이 있는 경우가 이에 해당한다. 이식 후 면역억제제를 사용하면 기존의 요로감염증이 불같이 타오를 수 있기 때문이다. 기존 콩팥에서 출혈이 계속되거나 암이 의심될 때도 이식 전에 콩팥을 떼어 낸다. 이 외에 고도의 방광 요관 역류가 있어서 염증 등이 생길 우려가 있거나, 기존 콩팥에서 단백뇨가 심하게 나올 때, 다낭신으로 콩팥이 커져 콩팥 이식 공간이 확보되지 않을 때도 콩팥 절제술을 고려한다. 기존 콩팥을 떼어 내는 것이 그대로 두는 것보다 이점이 크기 때문이다.

당뇨 투석 환자의
이식 후 삶은 장밋빛이다

콩팥 이식 전에 극복해야 할 몇 가지 난관

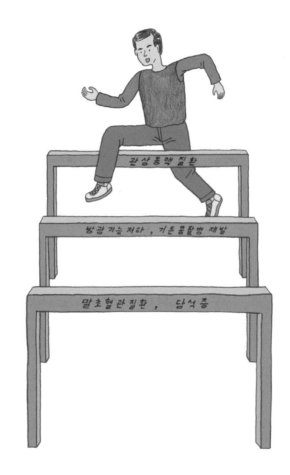

당뇨병성 콩팥병 환자가 콩팥 이식을 하고자 할 때는 이식 전후 관리에 있어서 당뇨병이 없는 이식 환자보다 더 세심한 주의가 필요하다. 첫째, 이식 전 존재하는 관상동맥 질환을 해결해야 한다. 둘째, 자율신경 기능 장애가 흔한데 이에 따른 방광 기능 저하와 위장관 운동 장애가 문제가 된다. 셋째, 이식한 콩팥에 기존 당뇨병성 콩팥병이 재발하는 것과 관련된 문제가 있다. 넷째, 말초혈관 질환 문제이다. 마지막으로 담석증에 관한 문제이다.

당뇨병성 말기 신부전 환자의 콩팥 이식 후 5년 생존율은 80% 정도이다. 당뇨 투석 환자의 5년 생존율이 30~40%인 것에 비하면 비교하기 민망할(?) 정도로 월등히 높다. 생존율만 높은 것이 아니다. 전반적인 삶의 질이 완전히 달라진다. 좋아진다는 얘기다. 당뇨 투석 환자가 콩팥을 이식하고 나면 투석이라는 무거운 짐에서 벗어나는 것은 당연하고 콩팥병 합병 전과 같은 생활을 할 수 있다.

당뇨병성 말기 신부전 환자에게 콩팥 이식은 가장 좋은 치료법이다. 물론 콩팥 이식에 관한 절대적 금기 사항에 해당하지 않아야 한다. 절대적 금기 사항은 비당뇨병성 환자와 다르지 않다. 즉 해결할 수 없는 감염, 최근의 악성종양, 교정 불가능한 심한 관상동맥 질환 등이다. 그리고 콩팥 공여자만 있다면 투석 과정을 생략하고 바로 선제적 콩팥 이식을 시행하는 것이 가장 결과가 좋다. 이식한 콩팥의 생존율은 물론, 환자 생존율도 현저히 향상된다.

당뇨병성 콩팥병 환자가 콩팥 이식을 하고자 할 때는 이식 전후 관리에 있어서 당뇨병이 없는 이식 환자보다 더 세심한 주의가 필요하다.

첫째, 이식 전에 존재하는 관상동맥 질환을 해결해야 한다. 당뇨 투석 환자는 비당뇨 환자보다 관상동맥 질환 발생 빈도가 흔하고 정도도 심하다. 이식 후 사망 원인에서도 기존 심혈관 질환이 높은 비중을 차지한다. 이식 전에 관상동맥에 대한 적절한 검사와 그에 따른 사전 조치를 한 다음에 이식하여야 한다. 증상 유무와 무관하게 관상동맥 질환에 대한 선별 검사를 하여 위험도가 높다고 판단되면 관상동맥조영술을 시행하고, 의미 있는 병변이 발견되면 혈관성형술이나 혈관우회수술로 교정한 다음에 콩팥 이식을 시행한다.

둘째, 당뇨병성 말기 신부전 환자의 경우 자율신경 기능 장애가 흔한데 이에 따른 방광 기능 저하와 위장관 운동 장애가 문제가 된다. 특히 방광 기능 장애는 이식 후 요로감염증 합병과 연관이 있어 세심한 주의가 필요하다.

셋째, 이식한 콩팥에 기존 당뇨병성 콩팥병이 재발하는 것과 관련된 문제가 있다. 췌장 이식을 병행하지 않은 모든 당뇨병성 콩팥 이식 환자는 당뇨 콩팥병이 재발한다. 그러나 다행히 재발하더라도 기존의 당뇨병성 콩팥병에 비해 콩팥 기능 저하 속도가 느리고 재발에 의한 이식 콩팥 손실이 적다. 콩팥 이식과 췌장 이식을 병행하거나 이식 후에 혈당을 철저히 관리하면 당뇨병성 콩팥병 재발을 예방할 수 있다.

넷째, 말초혈관 질환 문제이다. 당뇨병성 말기 신부전 환자에게 말초혈관 질환은 흔하다. 비록 증상이 없더라도 혈관 병변이 심할 수 있어 사지 절단의 위험성도 높다. 파행(claudication) 등 증상이 있는 경우에는 도플러 혈관 검사와 혈관조영술을 시행하고, 결과에 따라 필요하면 혈관재생술을 하는 것이 좋다.

마지막으로 담석증에 관한 문제이다. 이식 대기 중인 당뇨병성 콩팥병 환자는 담석증 발생 빈도가 높다. 증상이 없는데도 이식 전에 담낭절제술을 꼭 시행해야 하는지에 대해서는 아직 논란의 여지가 있다. 이식 후 면역억제 상태에서 담낭염이 합병되면 큰 재앙을 초래할 수 있기 때문에 일부에서는 이식 전에 담낭절제술을 권유하기도 한다.

결론적으로 당뇨병성 말기 신부전 환자는 콩팥 이식과 관련된 금기 사항에 해당하지 않고 콩팥 공여자만 있다면 콩팥 이식을 하는 것이 좋다. 단, 위에 기술한 바와 같이 이식 전에 추후 문제가 될 만한 사항을 잘 체크하여 교정한 후에 이식하는 것이 바람직하다.

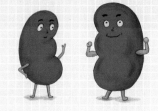

제6장

기타 이야기

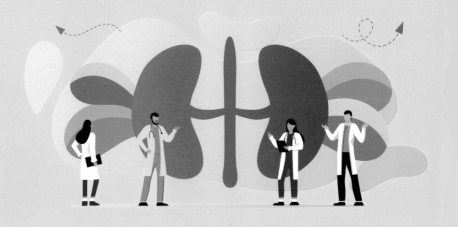

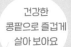

건강한
콩팥으로 즐겁게
살아 보아요

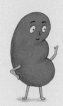

알콩달콩
콩팥이야기
재미있었나요?

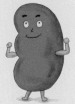

백인백색(百人百色) 사상의학 그리고 맞춤의학
유전과 사주팔자 그리고 환경 운명을 만드는 주체는 자기 자신이다
환자 곁에서 환자 편에서 어떤 의사가 좋은 의사일까?
의사와 형사 다른 듯 비슷한 직업

백인백색

사상의학 그리고 맞춤의학

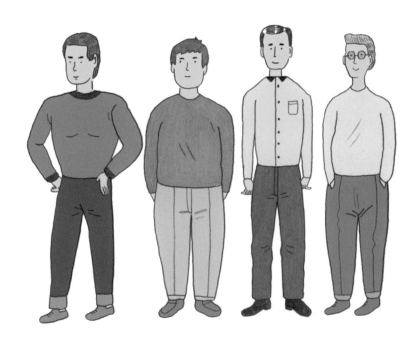

약의 효과도 사람에 따라 나타나는 효과가 다르다. 사람들은 대부분 약을 한 알 먹으면 효과를 보지만 어떤 사람은 두 알을 먹어야 하고 어떤 사람은 반 알만 먹어도 효과를 본다. 이는 개인마다 다른 유전자 특성에 의한 것이다. 여기에 맞추어서 약의 투여 여부와 용량을 결정하는 것이 맞춤의학이다.

백인백색(百人百色)이라는 말이 있다. 사람들에게는 저마다 고유한 특색이 있다는 말이다. 전 세계 인구수를 찾아보니 2019년 기준 77억여 명이라는데 이들 모두 생김새가 다르다. 머리, 눈썹, 눈, 코, 입, 귀로 이루어진 사람의 얼굴 모습이 어떻게 모두 다 다를 수 있을까 신기해(?)하면서 새삼 조물주의 위대함을 느끼기도 한다. 얼굴 외에 지문과 홍채도 사람마다 고유한 특성을 가진다.

질병의 예방과 치료도 각기 다른 개인별 특성에 맞추어서 개별적으로 하는 '맞춤의학'의 시대가 왔다. 1995년 항우울제를 처방받은 한 소년이 사망한 일이 있었다. 그 항우울제는 일반적으로 많이 사용되던 약이었는데도 그 약을 먹은 소년이 사망한 것이다. 이후 사망 원인은 소년이 해당 항우울제에 대한 대사 효소를 가지고 있지 않았기 때문인 것으로 밝혀졌다.

만약 소년의 유전적 특질을 알았다면, 그래서 본 약물을 사전에 피할 수 있었다면 그 소년은 죽음을 맞지 않았을 것이다. 이렇듯 약의 부작용은 사람마다 큰 차이가 난다. 개인이 가진 유전자 변이의 여부 때문이다.

약의 효과도 사람에 따라 나타나는 효과가 다르다. 사람들은 대부분 약 한 알을 먹어도 효과를 보지만 어떤 사람은 두 알을 먹어야 하고 어떤 사람은 반 알만 먹어도 효과를 본다. 이렇듯이 개인마다 다른 유전자 특성에 맞추어서 약물을 사용하자는 것이 맞춤의학 개념의 핵심 뼈대이다.

그런데 유전체학에 기초한 맞춤의학이 실현될 수 있으려면 우리가 넘어야 할 큰 장애물이 있다. 개개인의 유전체 정보의 수집과 활용에 관한 문제인데, 이는 개인들의 자발적인 동의와 함께 사회적 합의가 있어야만 가능한 대단히 예민한 문제이다.

한의학의 사상의학도 개인별 맞춤이라는 점에서 현대의 맞춤의학과 통하는 면이 있다. 사상의학에 의하면 사람별 체형과 체질에 따라 몸에 맞는 음식과 약이 다르니 이에 맞추어서 음식과 약을 선택해야 한다고 한다.

예를 들어 마른 체형의 사람은 소화 기능이 떨어져 있을 것이니 이 사람에게는 따뜻한 성질의 음식과 약을 써야 한다고 한다. 마찬가지로 몸이 차가우면 따뜻한 성질의 약을 쓰고 몸이 더우면 차가운 성질의 약을 써야 한다고 한다. 또 기가 허하면 기를 보하는 성질의 약을 쓰고 혈이 허하면 혈을 보하는 성질의 약을 쓴다. 즉 사람의 체형이나 몸의 냉온 상태, 기혈의 허한 정도에 맞추어서 이를 보하는 음식을 먹고 약을 써야 한다는 것이다. 결국 개인의 특성에 맞추어서 개별적으로 치료해야 한다는 점에서 맞춤의학의 개념과 일맥상통하는 면이 있다.

유전과 사주팔자 그리고 환경

운명을 만드는 주체는 자기 자신이다

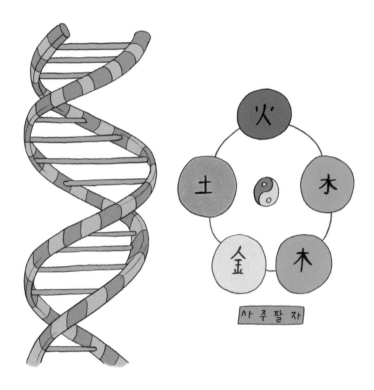

현대 의학의 유전학은 동양의 사주학과 운명론적인 면과 환경과의 관계 면에서 서로 통한다고 볼 수 있다. 태어나면서 각기 다른 유전자와 사주를 타고났더라도 유전 인자에 의한 발병과 사주에 따른 영향은 스스로 노력하면 극복할 수 있을 것이다.

콩팥병을 비롯한 다양한 급·만성 질환이 있는 분들은 '나에게 왜 이런 병이 왔는가?' 하면서 슬퍼하기도 하고 억울해하다가 운명의 장난(?)을 탓하며 체념 상태에 빠지기도 한다. 그러나 운명이라는 것도 우리의 노력에 따라 극복해 낼 수 있다고 본다. 이런 점에서 우리 모두 용기를 내자는 뜻으로 유전과 사주팔자 그리고 환경을 이겨 낼 수 있다는 관점에서 이 문제를 풀어 보고자 한다.

　질병의 발생과 관련하여 유전적인 요인은 중요한 작용을 한다. 우리가 가지고 있는 유전자는 부모로부터 각각 반씩 받아 이루어진 것으로 태어날 때 이미 정해져 있다. 사실상 운명이라고 할 수 있다. 어떤 유전자를 받았느냐에 따라 이후에 발현될 형질도 정해져 있다. 예를 들어 암 유전자를 물려받은 사람이라면 암이 발병할 확률이 이미 정해져 있는 것이다.

　유전학은 운명론적인 면에서는 동양의 사주학 개념과 일맥상통하는 면이 있다. 즉 사주학에서는 그 사람이 어떤 연(年), 월(月), 일(日), 시(時)에 태어났느냐에 따라 그 사람의 운명이 이미 정해져 있다고 하며, 그래서 사주를 보면 그 사람의 인성은 어떤지, 부모·형제·부부·자녀 운은 어떤지, 관운·재운·학운 등은 어떤지, 그 밖에 건강, 상벌, 재앙 등 길흉화복까지도 미리 알 수 있다고 한다. 필자가 과학적인 관점에서 여기에 동의하는 바는 아니다. 다만 서로 다르지만 유전학과 사주학은 사람이 태어날 때 부모로부터 물려받은 유전자에 따라, 또는 태어난 연월일시에 따라 질병 발생 확률이 미리 정해질 수 있다고 한다는 점에서 일견 통하는 면이 있다고 보는 것이다.

질병 발생에는 유전학적 요인 외에 환경학적 요인도 중요하게 작용한다. 태어난 이후 처한 환경에 따라 유전자 변이가 발현될 수도, 발현되지 않을 수도 있기 때문이다. 즉 타고난 유전자가 동일하다고 하더라도 태어난 후 접하는 환경, 생활방식, 습관에 따라 어떤 사람에게는 병이 생기고, 다른 사람에게는 병이 생기지 않을 수 있다. 주변 환경에 따른 DNA 변화를 연구하는 학문인 후성유전학(後成遺傳學)은 환경이 질병에 미치는 영향의 중요성을 반영한다.

개개인의 사주에 대한 결과의 해석도 마찬가지일 것이다. 사람에 따라 사주가 좋을 수도 있고 나쁠 수도 있는데 실제 사주가 좋다고 다 잘살고 사주가 나쁘다고 다 못사는 것은 아니지 않은가? 즉 사람의 운명은 사주만으로 정해지는 것은 아니고 그 사람이 처한 환경이나 이를 극복하기 위한 개개인의 노력 등 복합적인 요인에 의해 결정된다고 볼 수 있기 때문이리라. 결국 현대 의학의 유전학은 동양의 사주학과 운명론적인 면과 환경과의 관계 면에서 기본 콘셉트가 서로 통한다고 볼 수 있다.

그렇다면 우리는 타고난 유전자 및 사주와 관련된 문제에 어떻게 대처하여야 할까? 유전 인자에 의한 질병 발생과 같은 문제는 유전자 검사를 통해 질병에 걸릴 확률을 사전에 예측하여 적절히 대처하면 상당 부분 극복할 수 있다. 아울러 질병 발병과 관련된 잘못된 생활 습관과 식습관을 개선하고 적절한 운동과 함께 스트레스를 피한다면 질병의 발생을 예방할 수 있다. 사주에 따른 영향도 사주팔자를 바꿀 수는 없지만 운명을 만드는 주체는 자기 자신이라는 점을 깨닫고 사전에 충분히 대비책을 마련하여 노력한다면 극복할 수 있을 것이다.

환자 곁에서 환자 편에서

어떤 의사가 좋은 의사일까?

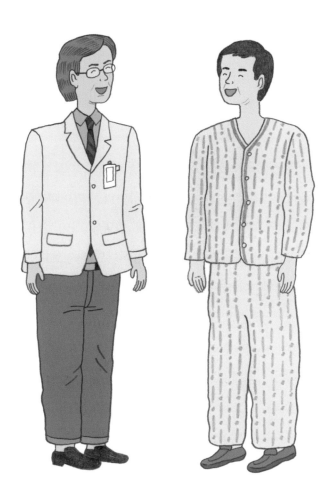

환자에게 웃으며 인사하고 부드러운 태도로 쉽게 설명해 신뢰와 호응을 얻고, 전문가 정신으로 무장한 탁월한 실력까지 갖춰 적절한 검사와 해석을 통해 올바른 치료를 하는 의사가 진정 친절한 의사이다.

'환자 곁에서 환자 편에서.' 이는 내가 30여 년간 재직하고 정년 퇴임한 병원의 모토이다. 이 슬로건은 몸이 불편하여 찾아온 환자에게 '환자의 입장에서서 환자를 이해하고 따뜻한 마음으로 환자를 대하는 것'이 중요함을 한마디로 표현해 준다. 의술이 뛰어난 명의 그리고 명의가 많은 병원도 중요하지만, 환자에게 따뜻하고 친절하게 대하는 의사 그리고 병원이 더 중요하지 않을까?

　많은 병원에서 정기적으로 친절한 의료진을 선정하여 표창한다. 고객 감동을 위한 서비스 혁신 차원의 친절 마케팅 행사이다. 병원마다 열심히 친절 마케팅을 하는 이유는 의료진의 친절도가 병원 선택에 있어 중요한 기준이 되기 때문일 것이다. 그러나 의료진의 친절은 마케팅의 관점보다는 의사를 포함한 모든 의료인이 가져야 하는 기본자세라는 측면에서 바라보는 것이 더 적절할 것이다. 일반적으로 좋은 병원은 시설 및 환경이 좋고, 고성능 장비를 갖추고 있으며, 우수한 의료진이 있는 병원일 것이다. 여기에 탁월한 치료 성적이 더해진다면 더할 나위가 없다. 그러나 이 모든 좋은 병원의 바탕에는 의료진의 친절이 깔려 있어야 한다. 그렇지 않다면 다른 조건이 아무리 좋아도 결코 좋은 병원이라고 할 수 없지 않을까? 친절하지 않은 병원은 결국 환자들로부터 외면받을 것이다.

　한 걸음 더 들어가 진정한 의사의 친절에 대해 생각해 본다. 두 명의 의사가 있다고 가정해 보자. A라는 의사는 환자를 대할 때 항상 웃으며 부드러운 태도가 몸에 배어 있다. 그러나 환자의 병에 대한 공부와 분석은 게을리한다. B라는 의사는 성격상 환자를 대하는 태도는 조금 딱딱한 듯하지만 환자에게 나타나는 증상과 검사 결과 등을 분석해 환자의 문제를 해결하는 데 열심이다. A 와 B 중 어떤 의사가 진짜 친절한 의사일까? 이 질문은 어리석은 질문일 수 있다. 둘 다 갖춘 의사가 좋은 의사이고 친절한 의사이지 한 가지만 갖춘 의사는 제대로 된 의사라고 볼 수 없기 때문이다.

환자에게 웃으면서 인사하고 부드러운 태도로 쉽게 설명함으로써 신뢰와 호응을 얻어 내는 것은 대단히 중요한 의사의 친절이다. 여기에 추가하여 전문가 정신으로 무장한 가운데 탁월한 의학적 실력까지 갖춘다면 진정 친절한 의사로서 인정받을 수 있을 것이다. 진정 친절한 의사는 진료 현장에서 환자를 대할 때 환자가 지닌 문제점을 정확히 파악하고 해결하기 위하여 적절한 검사를 시행하되 검사 결과를 올바르게 해석하여 정확한 진단을 구하고 그에 따른 올바른 치료를 하는 의사일 것이다.

환자를 진료하다 보면 병의 원인은 물론, 병명을 알 수 없는 힘든 환자를 종종 만나게 된다. 이 환자의 문제를 해결하기 위해서는 정말 부단한 노력이 필요하다. 잘 모르면 선배 의사에게 묻고 의학 서적과 전문 잡지를 찾아보는 등 부단히 노력하여야 한다. 노력 여부와 노력의 정도가 한 환자를 살릴 수도, 그렇게 하지 못할 수도 있다. 진정한 의사의 친절은 이때 진가가 발휘된다. 의사의 외적인 친절뿐 아니라 환자의 문제 해결에 최선을 다하는 내적인 친절이 더해지는 것이 환자에게는 더 중요한 의사의 덕목일 수 있다.

의사와 형사

다른 듯 비슷한 직업

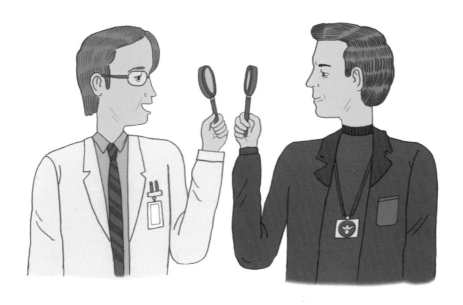

의사와 형사라는 직업은 완전히 다른 직업 같지만 유사성이 대단히 많다. 의사가 환자의 병명을 밝히기 위해 접근하는 절차와 방법이 형사가 범인을 잡고자 접근하는 그것과 상당히 비슷하다는 점에서 그렇다.

미제 사건이라고 하면 우선 떠오르는 사람은 '셜록 홈스'라는 탐정이다. 그렇지만 대부분 '코난 도일'이라는 사람은 잘 모른다. 그는 셜록 홈스라는 탐정을 탄생시킨 영국 태생의 추리 소설 작가이다. 이 작가는 벽에 가로막힌 사건을 과학적으로 접근하여 해결한다. 의학박사라서 이러한 추리와 접근을 통한 사건 해결이 가능했을 것이라고 감히(?) 추리해 본다.

의사와 형사라는 직업은 완전히 다른 직업 같지만 유사성이 대단히 많다. 의사가 환자의 병명을 밝히기 위해 접근하는 절차와 방법이 형사가 범인을 잡고자 접근하는 그것과 상당히 비슷하다는 점에서 그렇다.

진료 현장에서 의사는 병력 청취를 통해 환자의 용태를 듣고 관찰하여 병명을 규명, 진단한다. 문진, 시진, 촉진, 타진 및 청진 등의 진찰과 여러 종류의 검사가 동원된다. 실제 진료 현장에서 의사는 환자에게 어디가 불편한지, 언제부터 그랬는지, 경과는 어땠는지, 과거 병력 및 가족력 등과 함께 전체 신체 증상을 묻고 신체를 검사하여 의심되는 질병 그룹을 도출해 낸다. 이후 혈액 검사와 X선 촬영, 초음파 검사 또는 CT/MRI 촬영 등 영상의학 검사를 시행하고 필요하면 조직 검사나 유전자 검사도 하여 단계적으로 의심 질병 그룹 중에서 원인이 아닌 질환을 하나하나 제외해 나감으로써 최종 병명을 확정한다.

사건 현장에서 형사는 지문, 발자국, 혈흔 등 기초 증거를 수집하고 사진을 촬영하고 CCTV 자료를 판독하여 분석하는 등 추가 증거를 수집하고 몽타주를 만들거나 한다. 필요한 증거를 찾기 위해 시체를 부검하거나 DNA 정보 분석도 한다. 이를 통해 범죄 혐의자 그룹이 정해지면 이들을 취조하고 필요하다면 거짓말 탐지기를 사용하는 등 혐의자의 범죄 사실을 밝혀서 범인을 잡는다. 이같이 의사와 형사는 여러 가지 직간접적 증거 수집을 통해 정확한 병명을 찾아내거나 진범을 잡는다는 점에서 비슷하다고 볼 수 있다.

의사는 종종 병명이 밝혀지지 않아서 난감해하는 경우가 있고 수사관은 범인이 잡히지 않아 전전긍긍할 때가 있다. 진료 시 세밀하고 철저하게 검사했는데도 병명은 오리무중이고 환자는 호전되지 않는다거나, 세밀하게 수사하고 조사했지만 범인을 잡지 못하고 사건이 오리무중에 빠진 경우 둘 다 어려움에 봉착한다. 이럴 때 의사는 선배 의사의 인터뷰, 참고 문헌 고찰, 연구 논문 탐색 등 가능한 모든 방법을 동원하여 병명을 찾아야 한다. 수사관도 마찬가지이다. 범죄 현장과 연결된 모든 장소, 범죄와 관련된 모든 사람과 물품에서 쉽게 찾기 어려운 작고 세세한 증거물을 열심히 찾아야 한다. 종횡무진 뛰다 보면 별것 아닌 것처럼 보이는 아주 작은 증세나 검사 소견 또는 미세 증거가 종종 병명이나 범인을 찾는 실마리를 제공하기도 한다. 노력에 대한 보상인 것이다. 이렇게 의사와 형사는 다른 듯 비슷하다.

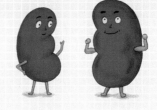

알콩달콩 콩팥이야기
THE KIDNEY STORY

초판 1쇄 발행 2020. 12. 30.
초판 3쇄 발행 2023. 7. 15.

지은이 이태원 외 30명

발행인 이상용
발행처 청아출판사
출판등록 1979. 11. 13. 제9-84호
주소 경기도 파주시 회동길 363-15
대표전화 031-955-6031 **팩시밀리** 031-955-6036
E-mail chungabook@naver.com

ISBN 978-89-368-1176-1 03510

* 잘못된 책은 구입한 서점에서 바꾸어 드립니다.
* 본 도서에 대한 문의 사항은 이메일을 통해 주십시오.